阅读成就思想……

Read to Achieve

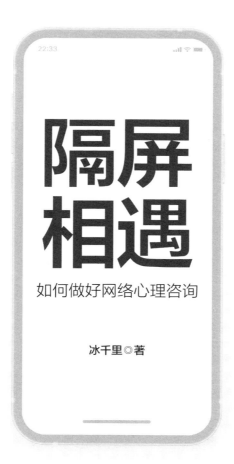

隔屏相遇

如何做好网络心理咨询

冰千里◎著

中国人民大学出版社

· 北京 ·

图书在版编目（CIP）数据

隔屏相遇：如何做好网络心理咨询 / 冰千里著. --
北京：中国人民大学出版社，2022.8
ISBN 978-7-300-30799-2

Ⅰ. ①隔… Ⅱ. ①冰… Ⅲ. ①计算机网络－应用－心
理咨询 Ⅳ. ①R395.6-39

中国版本图书馆CIP数据核字（2022）第120477号

隔屏相遇：如何做好网络心理咨询

冰千里　著

Geping Xiangyu : Ruhe Zuohao Wangluo Xinli Zixun

出版发行	中国人民大学出版社	
社　　址	北京中关村大街 31 号	**邮政编码**　100080
电　　话	010-62511242（总编室）	010-62511770（质管部）
	010-82501766（邮购部）	010-62514148（门市部）
	010-62515195（发行公司）	010-62515275（盗版举报）
网　　址	http://www.crup.com.cn	
经　　销	新华书店	
印　　刷	天津中印联印务有限公司	
规　　格	148mm×210mm　32 开本	**版　次**　2022 年 8 月第 1 版
印　　张	7　插页 1	**印　次**　2022 年 8 月第 1 次印刷
字　　数	130 000	**定　价**　59.00 元

PREFACE
序 言

我撰写本书的目的十分单纯：**降低网络来访者的脱落率，提升网络咨询师的信心。**

之所以有此期待，基于两点。

第一，我本人的网络心理咨询经验。 我第一次做网络咨询是在2016年年初。有位来访者搬家去了外地，距离比较远，经过协商，我们尝试转移到了线上。当时用的是电脑版的QQ，就这样陆续进行了20多次咨询。

就是从那时起，我发现，我在视频咨询中能够更投入、更有感觉，于是便正式启用视频方式接待外地来访者。关于网络咨询的心得，一路走来真是感慨良多，从摸着石头过河到自信精通，一点点累积至今。

如今，我的来访者已遍布国内外很多城市。国内的来访者主要集中在一线城市和部分省会城市，国外的来访者主要是美国、加拿大及欧洲部分城市的华人华侨。我的网络咨询经验也已达6000多小时，占了总时数的大半。

两年前，除去网络来访者的必要面询，我已不再接待地面来访者，成了一位"名副其实"的专职网络心理咨询师。

现在，我将每周接待的网络个案量控制在 20 个，有 3 个是不定期咨询，17 个是固定个案；多数属于长程咨询，有些来访者已与我一同工作了 4 年以上。

第二，网络心理咨询领域亟须专业的经验分享。毋庸置疑，心理咨询转为线上是大势所趋，当下的新冠肺炎疫情更是加速了这一趋势，如今各平台的运作早已实现了跨区域。相对于线下，线上咨询更便捷、更直接，操作性也更强。

但基于种种原因，多数同行都是被迫转型，这让他们的内心充满了各种不确定，面对屏幕上的虚拟空间心生焦虑，无法安住当下，当然也就无法和来访者"在一起"。

一些同行也会陆续联系我，请教我关于网络咨询的问题。他们最头痛的就是如何在虚拟空间与来访者建立关系，以及更为现实的——如何才能留得住来访者。

我相信，这是网络转型期很多心理咨询同行共同的心声。

基于以上两点，我决定对自己这些年的网络咨询所有心得进行梳理与汇总。

作为每天都工作在一线的心理工作者，我深知同行最需要的是什么。但凡以此为生，首先关心的一定是个案数量和脱落率，毕竟饿着肚子就顾不上满足助人情怀。好不容易有个来访者前来，没几次就脱落了，那你就帮不了他，这种挫败还会直接打击你的自信。

因此，本书我着重从以下三个方面进行探讨。

第一，实战细节。在各个章节中，我会较少讲理论、谈技术，并不是理论技术不重要，而是这方面的资源太多了，你随手可得、随处可学。我会更多地与你谈实战、实践的细节，细到你坐什么样的椅子、用什么样的设备；细到如何选择你的视频背景与网络信号；细到咨询地点与咨询频次的变化；细到沉默与眼神的含义，以及咨询师面对这些变化的态度等。

你要深刻地意识到，网络咨询对咨询师的要求更高，要求咨询师更细腻、更细致、更敏感，任何的"粗糙""大意"都没有生存余地，这就是与来访者建立深度关系的本质所在。

第二，第 1~5 次访谈。我只谈前五次访谈以及咨询设置的意义，这会更聚焦、更细致，目的就是告诉你如何降低脱落率。根据我的经验，发生在前五次访谈的脱落率几乎占了总脱落率的 70% 以上。留住来访者才是王道，否则任何所学和想法都是空谈。

这个时代，拒绝空洞。

我会把前五次访谈分别拆解开，特别是首次访谈。我会将它们掰开了，揉碎了，打匀了，一层一层铺开给你看，争取做到你拿着这本书照做就能降低脱落率。

说实话，降低脱落率很难，但我之所以敢这么说，是因为我就是这么一步步过来的。我们都要有底气，如果当年也有人和我这么说，那我该多么欣喜啊！

让你少走弯路，是我最大的夙愿。

第三，心理动力学视角。如果你希望一本书、一堂课就能够全方位、全视角告诉你该怎么办，那几乎是不可能的，就好像要求你德智体美劳全面发展一样，是不现实的。我相信越是在一个点上用放大镜呈现，对咨询师的现实操作帮助就越大。

我的流派是心理动力学，我只能从这个视角分享。当然如果你是其他流派的咨询师，也会收获很多，毕竟咨询地点、屏幕、信号之类的因素不受流派限定。

简单来说，心理动力学的视角就是把关注点放在潜意识、象征、情感层面，放在任何行为背后的冲突与动机上，而网络的虚拟呈现，尤其需要我们把握这部分。

这样一来，本书的主题就相当清晰了，总结起来就一句话：一本心理动力学视角、着重网络视频方式、以前五次访谈为主、重视实操态度与细节的心理咨询工具书。

此外，我对咨询互动中的情感特别敏锐，这也是本书的另一个特色。本书绝不会如物理公式般枯燥，而是一本充满了感情色彩的工具书。

像是我在与你娓娓道来，你我有幸成为同一个行业的人，做着同一件世界上最伟大的事情——用灵魂去陪伴另一个灵魂，这是何等的缘分啊！

同时，感谢我所有的来访者，我见证了他们的成长，他们也见证了我的进步，也成就了这本书，间接帮助了我和我的同行们。我们真正实现了彼此帮助与相互见证。

最后，作为我的第一本专业书籍，我最期待的就是你能够把它当朋友，放在你与来访者见面的书桌上，咨询间隙随意翻阅的时刻，能够会心一笑。

冰千里

于山东淄博

CONTENTS
目 录

第3章　咨询前咨询师的心理准备与含义

第4章　网络咨询设置具体内容详解（一）

第5章　网络咨询设置具体内容详解（二）

第 6 章　首次咨询中各类突发事件的应对态度

第 7 章　首次咨询态度详解（一）

第 8 章　首次咨询态度详解（二）

第 9 章　第二次、第三次咨询态度详解

第 10 章 第四次、第五次咨询态度详解

第 11 章 关于阅读本书的总结与忠告

附 录

第 1 章

网络心理咨询的特征与适用群体

网络心理咨询的特征

不同时空

毫无疑问，网络心理咨询最大的特点，就是心理咨询师与来访者身处不同的时空——你们不在同一个房间里，谁也不在谁的"地盘"。

这种不同空间感会带来很多意外。

比如，来访者会有意无意地把他的生活方式呈现出来，而不是像地面来访者那样只"带着自己来"。透过那块或大或小的屏幕，你能真真切切地看到他的客厅、书房、卧室或是其他空间，以及各种不同的装修风格，你永远也不知道下次他会给你带来怎样的"惊喜"。

比如，有的来访者会更加主动，他们会把摄像头转向身处的环境，会真的"带领"你去参观，让你看他们"想让你看到的"：有时是客厅、餐厅布局，有时是办公室；有时是一幅画，有时是养的各种植物或宠物，甚至喜欢弹钢琴的来访者还会给你演奏一曲……这一切是那么神奇，与地面咨询相差迥异且富有深意。

比如，会有其他客体出现：他的伴侣、孩子、朋友、父母，甚至宠物；也会出现各种干扰：有人敲门送快递，隔壁装修，电话铃声等；

还会出现手机没电、断网、没信号等情况。

再比如，来访者不会像地面咨询那样规规矩矩地坐在椅子上，而是可能会躺着或半躺着，或者边做家务边与你对话，刷朋友圈、倒水、拿纸巾、去洗手间等等更是常事。

来访者在他们自己的空间里会更自由，更随意，更主动。

很多不太熟悉网络咨询的同行，可能觉得这太不可控、太不稳定了，但在我看来，恰恰利大于弊。

地面来访者会通过语言向你描述他的关系和现实，但在网上我们极有可能非常直观地、活生生地"看见"他的生活方式，以及他的亲密关系互动（比如咨询中被伴侣指责，被孩子依恋，被父母催促等）。

更重要的是，你会清晰地看到他的面部特征、表情、打扮等。经验告诉我，通过网络对来访者的观察更聚焦、更清晰、更细致，而地面咨询往往会忽略这一点。

很多时候，虽然来访者只呈现上半身，甚至一张脸或者半张脸，但他微妙的表情变化，戴的什么耳环、项链，留的什么发型，涂的什么颜色的口红，有多少白发，甚至脸上的雀斑、疤痕都一览无余。千万别小看这些细微之处，它们对深入理解来访者的内心大有裨益。

除此之外，还有些来访者可能与你有时差，比如美国北部与我们相差 13 个小时，这样，你就可以利用时差感受对方的不同。例如你的早上是他的前一天晚上，要知道在周日和周一，在夜晚和早晨，人的心境是会有些微妙差异的。再比如你会发现，有的人不喜欢上午咨询，晚上更容易敞开心扉；还有的人要睡到下午，因此上午的时间就不合适；等等。

这些都是地面咨询无法呈现的、忽略的，甚至刻意隐藏的，但网络咨询却"真实再现"了，这就有利于你去探索和理解来访者。网络提供了一个绝佳契机，让你能够对来访者更直观地工作。

总之，你要对不同时空呈现的一切高度敏感。

能看见自己

与地面咨询不同的是，很多视频软件（如微信、QQ 等）都能使我们看见自己的影像，如同地面咨询前面有个镜子，我们在屏幕中会看到两个人，一个是来访者，一个是自己；只不过一个大一点，另一个小一点——这种感觉很奇妙，刚开始会觉得尴尬、不自然，也会有些焦虑。对此，你需要慢慢适应，就像视频直播你只能看着自己讲话一样。来访者则更是如此，有的来访者会点一下屏幕把自己的影像放大，然后盯着自己与你说话；还有的无法集中精力咨询；还有的会为了关掉自己的影像而大费周章；还有的会把自己的影像当镜子使用（会抹口红，整理头发、首饰等）……这很正常，对于这一切，你都无须惊慌，接受新事物需要时间，但更要依据来访者的不同反应在恰当时机展开讨论，这里也包含了其人格层面的大量信息。

更多幻想与投射

对一件事物知道得越少，想象的空间就越大。比如我随便说几个事物：宇宙、火星、月球、蚂蚁、巴西人……你会发现，你越不了解的事物，你联想中的想象成分就越多。这些想象都是你本人的人生经验和精神世界的投射，同样，来访者对咨询师也是如此。

因此，我们可以通过来访者的任何想象去探索他的认知、过往经历、内心经验等等。与地面咨询相比，网络咨询并不是"两个人真实在一起"，这会引发来访者更多的幻想和投射。

比如，来访者会认为视频中的你很苛刻、很严厉，或者认为你是个寡言的人、刻板的人、温暖的人，是个离过婚的人，等等，这些都是来访者的投射。这些投射想象里包含着来访者自身的经历，也许他的父母就是这样的人，或者他的前任就是这样的人。想象越多，探索的契机也就越多——网络咨询比地面咨询更容易激发想象。

另外，网络咨询是二维空间与三维空间的交互与转化。

在网络咨询中，来访者展示的场景是二维空间，你展示给他们的也是二维空间，但你们都可以抽身出来进入现实变成三维空间，比如你看到你的手机，看到旁边的书架……这就是二维与三维的奇妙转化。这会激发人的想象，就像看电视剧或阅读一本书（二维空间）时，人们往往会去脑补人物的命运，也会想象他们的喜怒哀乐。

对于同一个事物，不同人的看法是千差万别的。这种差异性投射出来的越多，被看到的越多，越有助于探索来访者的内心。

便利性

毋庸置疑，网络咨询非常便利，来访者免去了舟车劳顿，不用早起，不用规划日程，不用思考乘坐什么样的交通工具，也不用考虑会不会堵车，只需动动手指，就可以直接在线上见面，具有极高的可操作性，这也是网络咨询普及的关键因素。

咨询师也更自由

如果是地面咨询，作为咨询师，你需要提前准备，打扫卫生，准备茶水、纸巾，整理自己的仪容仪表，清理沙盘，安排等候区和工作人员，甚至还要对前后两位来访者之间的时间差进行协调，等等。

网络咨询避免了上述问题，你只需保证信号满格，然后等待接通设备即可。

咨询师本人的态度很重要

有同行问过我一个问题："网络咨询与地面咨询的最大区别是什么？"我认真回答道："最大的区别就是咨询师本人的态度。"

这包括咨询师对网络的认可度、认同感、接纳度、把控度、熟悉度、咨询师的理解力以及网络咨询经验的积累。这也是网络咨询的最大特点。记住，网络咨询最大的特点是使用、链接之人的看法和态度，其次才是上面提到的四个特点。这也是本书最重要的主题，在后面的章节中，我会详细与你探讨，并培养你的各种态度。

心理动力学的简要介绍

我本人是心理动力取向的咨询师，这也是本书主要的理论背景。我假定你已经掌握了相关知识，在此只简单介绍一下相关内容。

通俗理解，心理动力指的是内心一种动态的变化、流动的情感，一种无意识的表达、呈现、驱动。

主要特点

一般来说，心理动力取向指的是精神分析心理学，由弗洛伊德最早创立，主要特征有三个：（1）以谈话为主，用语言来展示内心；（2）更关注潜意识内容，也更重视情感情绪体验、内心冲突；（3）更关注早年经历和养育者的影响，更重视咨访双方的互动。

主要技术

心理动力学的主要技术包括宣泄、自由联想、移情与反移情、防御机制、释梦、阻抗、倾听、解释等。

应用示例

心理动力学更关注人的内在，而不关注行为和现象本身，或者说不把这些作为重点。

例如，人们一般认为拖延是一种不良习惯，可能会通过激励、奖赏或惩罚的方法，一些可控的步骤和流程去纠正或避免拖延行为的发生。但是心理动力学更注重拖延背后的潜意识动机，比如以下几种。

- **分离焦虑**。想与另一个人保持更多的联结，所以就拖着和他多待一会儿。有的孩子早上不起床、不吃饭，直到实在没办法再出门，就是想和妈妈多待一会儿。也许是曾经有过被抛弃、被忽视的经历，因此用拖延来反抗和妈妈的分离。
- **"反抗"的表达**。若父母对孩子比较苛刻、控制欲较强，孩子力量弱小不敢直接对抗，潜意识中就会出现另一种对抗形式，比如拖延。有的孩子对于家长安排的事情拖着不做，实际上就是在借此彰显自主性，用拖延代表做自己：自己说了算，不受父母控制。
- **意识与潜意识的冲突**。意识想写论文，想得高分，但潜意识不想毕业，不想离开家，或者不想通过考试让自己获得成功。这就形成了意识与潜意识的冲突，而拖延就是它们的产物，外部表现为一直拖着不让自己完成论文。

很显然，心理动力学的主要关注点不是拖延行为，而在于帮助当事人去理解冲突、理解亲密关系、理解分离与依恋。这本书也是如此。

对初始访谈的理解

　　心理咨询领域对初始访谈没有统一的标准，在此我谈谈自己的理解。

基于整体性

　　首先，初始访谈指的不是某一次咨询，更不是第一次咨询；它具有整体性，与后面的中期、后期、结束阶段构成一个整体。之所以称其为"初始访谈"，是为了便于理解。

基于咨访关系

　　与一个陌生人从认识到了解，最起码要经过四五次或更多次数的接触，即便是心理咨询这样高度关注来访者的行业，也不能低于这个次数，特别是网络咨询。来访者必须对咨询师产生基本信任，产生良好的体验，咨询才能得以正式开始。显然一两次接触是不够的，特别是当来访者有某种类型的亲密障碍时，建立信任需要的时间更久。因此，我把前五次咨询作为初始访谈，也是基于关系建立而言的。

基于脱落率

　　依据我的经验，网络咨询首次访谈的脱落率很高，五次左右也是高脱落的节点，鉴于此，我所说的初始访谈也是依据脱落率来划分的。如果能够顺利通过初始访谈阶段，来访者的脱落率就会大大降低。因此，我把初始访谈定义为前五次（左右）咨询。

基于初始评估

对来访者的初始评估很重要，评估内容涉及情感、冲突、亲密关系、自尊等，以及来访者适不适合网络咨询、是否与你匹配，咨询主题是不是你擅长的领域，等等，这样的评估至少需要五次左右。

本书的目标群体

这本书适合四类人阅读：新手咨询师；地面转型线上的咨询师；尝试参加网络咨询的来访者；对精神分析感兴趣的心理学爱好者。

暂时不适合从事网络咨询的咨询师

对网络方式本身不接纳者

咨询师对网络本身的不接纳是硬伤。如果你对线上购物、学习视频音频课、参加线上会议、阅读电子书等无感甚至排斥，那你可能就不适合做网络咨询师。这样的咨询师不多，一般是年龄偏大或思想保守的人。

对最基本的设置不清晰者

如果咨询师连自己的取向、擅长的领域都不清楚，也没参加过系统的理论培训，对基本设置和伦理都很模糊，那他不仅不能从事网络咨询，进行地面咨询也要慎重。心理咨询师必须经过这些学习才能上岗。网络咨询设置会更加灵活，也更有突破设置的可能，后面我会详细介绍。

对改变过度焦虑者

焦虑分为两种，一种是正常焦虑，一种是过度焦虑。正常焦虑是一种健康的焦虑。比如，我在分享这些咨询心得时也会焦虑，我会想我讲得是否条理清晰，有没有把内心想表达的传递给读者，有没有把问题说明白，等等，这就是正常焦虑。通常，这类焦虑有助于我们把事情做好，因为它会使我们对待事情的态度更加认真。

比如，刚开始进行网络咨询时，你不可避免地会担心：万一信号差怎么办？万一来访者的咨询环境嘈杂，该如何应对？万一我找不到合适的地点，怎么办？这些都属于正常焦虑。有这类焦虑的人非常适合读这本书，如果焦虑是一场"雨"，我希望本书能成为你的一把"伞"。

但过度焦虑则不同。

比如，一谈到网络咨询，有的咨询师的第一反应就是不屑或直接否定："地面咨询想改变一个人都那么难，网络咨询更不可能！"他们都不了解网络咨询到底是怎么回事，就拒绝尝试。

比如，疫情期间，有来访者说："老师，我们能不能转到线上？现在隔离在家，去不了咨询室。"如果你的回复是"那等疫情过后再咨询吧"或"网络咨询效果没有地面好"等等，看起来你是在为来访者着想，其实是为了隔离你自己对网络咨询不可控的焦虑。

再比如，有的咨询师拒绝参加线上活动——督导、体验、会议等；还有的咨询师被网络来访者或其他网络咨询师伤害过，因此会过度焦虑。

心理咨询本身就是对未知的探索、对真相的追求，必须面对各种变化。所以，害怕改变本身就是要去修通的事项，否则就会被一些突发事件吓到，也很容易投射给来访者。

对于这类咨询师，建议可以有意识地进行一些网络咨询，去实践，比如趁学习、出差、疫情和休假期间转为网络咨询，只有亲身去感受、经历，才会有所心得。

缺乏想象力、象征力、独处能力者

发挥想象力，会增强网络的"真实感"

网络咨询要求咨询师用丰富的想象力来弥补虚拟感，以想象力为桥梁架起彼此之间的关系空间。

比如，在看到来访者的头像、咨询环境，或者当来访者迟到、眼神游离时，你会产生哪些联想？会去思考这些场景吗？能透过屏幕感受那些微妙变化吗？对自己的这些想象又作何解读？这些细致的、丰富的、大胆的、频繁的想象，是网络咨询师的必备技能，是与来访者有效联结的法宝。一个没有想象力的咨询师，从事网络咨询会更难。

解读象征的能力，会让来访者感知到"与你同在"

在网络心理咨询中，咨询师解读象征的能力非常重要，比如来访者一边与你交谈，一边在写着什么，或者来访者突然要求关摄像头；再比如来访者一点点杂音就忍受不了……这样的细节有很多。解读这些细节背后的含义就变得至关重要，需要咨询师用心思考。

出现上述情况，可能是因为来访者内心紧张，对你的攻击，对自己的愤怒，对暴露的羞耻，或者对关系靠近的不安，等等，而这些象征可能源于早年养育环境问题、亲密关系问题，或者低自尊、依恋问题。

一叶落而知天下秋，一个动作、一个眼神就可能让你离真相更近。咨询师的解读能力会穿过屏幕直抵来访者内心，无论你选择去谈或不谈这些象征，都要有解读象征的思维习惯。这样的习惯会让对方感知到与你"在一起"，而不只是视频谈话。

提升独处能力，有助于更好地适应网络咨询

我本人是独自一人在工作室工作的，我的助理在其他城市，平时都是通过网络联系，而来访者也都是线上的。我常想，如果邻居看到我整日对着一台设备专注地讲话，他会怎么看？我甚至好几个月都见不到一个"活人"，在现实层面，我很孤单，只有一部手机，还有一条狗，但我一点也不孤独，相反还很充实饱满，因为我每天都与大量来访者在一起。我很享受这种跨空间的遇见，享受这既遥远又亲密的关系，内心十分热闹。

网络咨询师必须过的一关就是独处，要有独处的能力，只有享受与自己在一起的时光，才可能享受与来访者在一起的时光，反之亦然。

英国著名心理学家温尼科特认为独处能力是人最宝贵的品质，是成长过程中必须发展出来的能力。对此我很认同，我认为一段好的关系就是允许对方在你面前独处，允许对方在你面前做他自己。关系双方越有能力独处，就越有能力亲密。

那么，你拥有这样安静的空间吗？你一个人的时候会寂寞吗？会被孤独感笼罩还是享受它？你会反思并觉察这一切吗？觉察之后会怎么办？是回避还是适应？不能享受独处的咨询师是很难享受网络咨询的，也就无法给来访者带来宁静。

好消息是，想象力、象征力和独处能力都是可以培养的，后面章节的内容就是为了培养你的这些能力。

暂时不适合参加网络咨询的来访者

儿童及部分青少年

初中（约 12 岁）以下的孩子不太适合网络咨询，原因是他们使用语言描述内心的能力较弱，或者不习惯这种方式；孩子更擅长用行动代替语言，用沉默隔离情感，更小的孩子则直接无法理解二维空间。

视频咨询对学生来说更像上课，教育的成分更多，不太适合进行深度探索，至少不适合对他们进行心理动力取向的咨询。其他流派的咨询也许可以尝试，但效果我并不看好。青少年对网络咨询的接纳度很高，但会更沉默、更消极，这就要求咨询师要更加主动积极，寻找更多话题，慢慢地就真有了线上课堂的感觉。

我之前做过一年的沙盘和游戏治疗，对小学生和初中低年级学生特别有效，多数会面根本无须语言，甚至语言还是一种阻碍，只需要玩具和游戏过程即可。咨询师会在游戏中看见孩子丰富的内心世界，并在互动中解开其困惑。然而，游戏治疗必须在地面进行，完全没有转战网络的余地。

在自愿的情况下，初中高年级学生、高中生和大学生参与网络咨询是没有问题的。最好使用自己的设备而不是父母的，然后在自己的房间参加咨询，尽可能不被父母干扰。

青少年网络咨询是一项比较系统的工作，应遵循以下原则：首先，要进行父母访谈，征得监护人的同意；其次，要保障青少年的自主性和独立性；最后，与青少年协商确定清晰的咨询目标和咨询频率（我会在后面章节中谈到区别于成年来访者的青少年网络咨询协议）。

偏被动的来访者

网络咨询要求来访者求助动机更强，改变意愿更大。

我接待过几位来访者，为了更好地进行网络咨询，不远千里来工作室找我面谈，确定咨询事项，这样的来访者网络咨询效果一定很好——积极主动的态度本身就意味着来访者在改变。

相反，还有一些来访者是被动前来，甚至是被亲朋好友"骗"来的，这种情况不管是网络咨询还是地面咨询都几乎无效——我们永远都帮不了一个不愿求助的人。

高度边缘化、精神病性的来访者

这类人的想象力、使用语言的能力、对空间结构的概念等相对较弱。

我接待过这类来访者，他们真的会觉得我只是他手机里一个虚拟的人，不存在于现实世界。咨询期间，他会要求我时不时动一下，站起来再坐下，或者转动头部、触碰屏幕，端起水杯或打开书橱，来表明他不是在和一个虚拟的人交流。可想而知，这类来访者无法通过想象辨别虚拟与现实，更无法忍受片刻沉默，绝对不适合网络咨询。

　　还有的来访者情绪控制力非常弱，会出现一些特殊情况，比如自杀、自伤，而网络咨询师不能在现场做危机干预，因此要根据评估尽量转诊或介绍地面咨询。其中一些人还需要配合住院和服药治疗，需要精神科医生的协助。

　　还有一些来访者的疑心很重，无法打消"与咨询师的对话会不会被监控、录音，会不会在网上传播"之类的念头，如果是这样，即使他有很强的咨询动机和主动性，也不适合网络咨询，因为他们无法聚焦于谈话内容，更无法聚焦于与咨询师的关系。

家庭治疗、伴侣治疗的来访者

　　在我看来，与一个人互动就已经需要高度聚焦了，如果同时聚焦两个人或一个家庭，就要有非常深厚的功底才能保障效果。当然，很多团体工作也是在网络上展开的，对此我是认可的，因为团体的动力相对家庭和夫妻还是不同的。

网络咨询对哪些来访者的效果较好

咨询动机较强的成年来访者

　　这类来访者也是网络咨询的主要受众，原因不再赘述。

偏疏离型的来访者

这类来访者在我的网络咨询中占比很高。他们的依恋模式较疏离，网络本身契合了这种模式，给了关系一个缓冲。在初始访谈阶段，能和一个人不那么近距离地在一起，并且是在自己的房间里，这种天然的屏障有利于自我保护，会让他们觉得更安全，咨询效果也更好。

一些较特殊的来访者

例如社交恐怖症、广场恐怖症、重度抑郁患者等，他们不敢或不愿走出家门，因此很难参加地面咨询，网络咨询对他们而言就成了比较理想的选择。

对本地咨询师缺乏信任的来访者

越是本地咨询师就越有可能"偶遇"，越有可能产生其他交集，特别是在三四线城市，咨询师很可能就是你朋友的朋友，这对有些来访者来说相当可怕，其潜意识就会有更多的防备。因此他们更喜欢网络咨询那种遥远的感觉——结束后永不相见，毫无牵绊，安全指数更高。

自我成长型的来访者

这类来访者的社会功能很高，善于反思，善于表达，喜欢使用语言，有较强的想象力和象征力，适合长程咨询，是网络心理咨询的常客。

第 2 章

咨询前咨询师的现实准备与含义

咨访关系类似于"母婴关系"

在接通视频进入网络咨询前，咨询师是要做足准备的。即使是经验丰富的咨询师，从现实世界进入内部世界，从三维空间进入二维空间，也都需要某种过渡，就好像做重要事情前深呼吸几下或闭目养神一会儿一样。

这个准备包括现实准备与心理准备，本章将主要介绍现实准备。

虽然网络咨询具有不确定性，但就网络咨询而言，来访者的不确定感更强烈，正因如此，咨询师本人更要尽可能把自己安顿好，尽可能从现实层面把焦虑降到最低。你的确定感越强，来访者的不确定感就越少。

为了便于理解，我习惯把咨访关系比喻成"母婴关系"。

我们可以想象，一个无法把自己照顾好的母亲，一个为自己的问题内耗的母亲，是无法给予孩子足够照料的，即使她觉得应该照顾好孩子。所以，作为母亲，你要先把自己安顿好、准备好。

比如在现实层面，要想照顾好孩子，母亲自己要拥有健康的身体，不能每天都病恹恹的；要尽可能满足安全需求，保障基本收入，不饿肚子，不被旁人干扰，生活压力可控，有稳定居所，人际关系较稳定；

等等。更重要的是，母亲也需要被照顾到——这些都可以类比成咨访关系。

　　首先，我们从咨询地点等细微处做准备。千万别以为网络咨询仅仅需要一部手机或一台电脑，更不要觉得这是小题大做；相反，作为情感层面的工作者，我们必须"小题大做"，细节永远都是决定心理咨询成败的关键。

网络咨询对咨询师地点的要求

熟悉的地方

　　我建议你在自己最熟悉的环境里进行咨询，因为一个人在最熟悉的环境中是最放松、最有安全感的。

　　我所有的网络咨询都是在工作室进行的，我会把手机放到书桌的支架上，背后就是书橱，对所有来访者都是如此。从事网络咨询六年以来，我只变换过两次地点和背景——外出学习时在宾馆的书桌上。

　　试想一下，一个安全感较低的来访者每次打开视频都会在完全熟悉的背景下见到他的咨询师，会是一种怎样的体验？此刻，地点本身就具有疗愈作用。

　　渐渐地，我开始一坐到工作室的椅子上，就会进入一种舒适的状态——现实世界仿佛远去，唯有内在世界的存在，整个人身心非常放松，我可以很自然地与另一个人进行深度互动。

相反，如果我去了一个陌生的地方，比如出差去了外地，不得不在宾馆进行咨询，那即便我的咨询经验足够丰富，潜意识也会拿出一部分心理能量去适应新环境，没法全然投入到来访者身上。

当然，有很多因素会导致你不可能完全像我一样。不管你是选择在家里、在合租的工作室、在他人的机构，还是在单位办公室、学校的教室……这都不是问题，只要你是放松的、对周围的一切是熟悉的就好。在人类最普遍的集体潜意识中，熟悉就意味着安全，身为网络咨询师要尽可能满足自身的安全感。

经验告诉我，有些来访者的创伤之一就是不断被迫进入陌生领地，包括搬家和转学，却无人在意他们的感受。

必须是一个人的空间

希望你觉得这是"废话"，也没什么好解释的，但依然有人不够重视。我不得不重申：无论咨询地点选在哪里，都必须只有你一个人；这不仅仅是咨询效果的问题，也是咨询伦理的问题。

据我所知，有的咨询师会选择在咖啡厅或是快餐店，觉得在角落里就足够安静、私密。但我要提醒你，再安静的角落也并非独属于你一个人，所谓一个人的空间就是你目光所到之处不会出现第二个人。

有的咨询师觉得反正是视频咨询，来访者也看不到其他人，所以就无所谓。这本身就属于欺骗，说明咨询师对来访者不坦诚，对自己也不真实。也许你觉得自己不会受影响，但这更没有说服力，我绝不认为你的潜意识会不受影响，并且此刻你已违反了保密原则。

如果你选择在家里或单位进行咨询，必须提前告知家人、同事（尽管我并不提倡在家中进行），要求他们在你咨询的 50 分钟内不得进入咨询室。但总可能会有特殊情况出现，比如有不知情者突然敲门或闯入，这种情况很难完全避免，与没有提前告知的性质还不同。

如果你这边在咨询过程中被人打断，不同的来访者会被激起不同的反应，但共同点就是他们的咨询师私人生活的暴露，这会中断来访者的自由联想，并进入你的现实世界，同时产生一些负面情绪。比如觉得自己不被重视，觉得咨询师不够严谨。此时最好的应对方式就是优先讨论这个部分，而非掩饰或搪塞。

无论如何，但凡你不是在一个人的空间进行咨询，都要先探索你自己的潜意识，有可能这就是你的问题所在，与来访者无关。保证咨询过程在你这边不被打扰是网络咨询师起码的职业操守。

保持安静的环境

我的习惯是关闭门窗，保持环境的绝对安静，除了与来访者的对话，再无其他声音。

很多地面咨询室会在房间安装隔音板，这是个好方法，网络咨询同样需要如此，因为通过设备传输的声音更容易受到干扰。

但现实总有意外，譬如楼上装修、隔壁争吵、窗外的汽车鸣笛声，这些都没法绝对避免，但要尽量将影响降到最小，并确保你自己不被影响。需要特别指出的是，如果你使用的是电脑或其他设备，最好关掉手机或调至静音。

同时，安静也代表了一种"亲密氛围"，如同母婴互动，很多重要时刻都是在安静的环境中发生的，外界的安静会带来内心的宁静。

地点的恒常性

恒常就是不变，恒常性就是稳定性。无论你的咨询地点选在哪里，都不要轻易改变，不要今天在家，明天在工作室，后天在某机构。

这很像与恋人约会，往往会确定一个见面的"老地方"，比如某个公园、书店或电影院。恋人间最动人的一句情话就是"咱们老地方见"，"老地方"也许只有他们两个人知道。这个"老地方"就是一个恒常的地点。

很多来访者早年的依恋关系都非常"动荡"，无论是经历了频繁的搬家、转学，还是拥有一对情绪不稳定的父母，都使得他们随时处于变动的状态，产生强烈的不安—— 一种"靠不上谁"的感觉。因此，相对来访者所经历的"动荡"，你这边越稳定，就越能给他带来依靠。

我的很多来访者在咨询结束时回忆，让他们印象最深刻的就是我的"稳定"——无论他们的情绪怎么失控，我都"接"得住。还有的网络来访者来到我的工作室进行地面咨询时，必须要看看我与他每周视频的那个地方，还有的直接要求坐在平时视频咨询的地方面询——

对他们而言，这个"老地方"就是共同心路的见证。

因此，最开始选择咨询地点时要多花一些心思，要考虑到今后是否会经常变动，特别是初始访谈阶段，频频变动地点是导致来访者脱落的主要因素之一。

如果不得不变动地点，最好提前告知来访者（我一般会提前 1~2 周，在前 1~2 次咨询中谈起，而非通过其他方式临时告知），并在变换地点后与来访者讨论，重视地点变动对他的影响。有的来访者会仅仅因为你的重视就备感温暖，因为在他的经验里，父母搬家、出差、外出打工从来都不会考虑他作为孩子的感受。

咨询环境的意义

咨询师本人与环境共同构成治疗因子

你和"你所在的环境"共同构成了"客体"，而不仅仅是你这个人。

以上我谈及的熟悉的地点、安静、独处、稳定都属于咨询环境的一部分。如同你在屏幕中看到来访者，绝不能忽略他的背景、地点以及任何出现在屏幕中的干扰一样，因为那里包含了很多非言语的信息，这对于咨询师更是如此。

你、来访者、你的环境、来访者的环境共同构成了独属于你们的

"咨询室"，也是你们的"家"。

节制与中立

除了你本人的节制和中立，环境也要节制、中立，不能有太多个人色彩。

我督导过的一位咨询师喜欢收集动物模型，他的咨询室到处摆放和悬挂着动物模型，甚至在沙发上方悬挂了一个大大的羚羊头骨。这会给来访者带来强烈的视觉冲击，甚至会给那些恐惧动物（如蛇、狗、老鼠等）的来访者造成二次创伤，后来在我的建议下，他更换了装修风格。

网络咨询同样如此，千万不能因为来访者看不到就可以无所顾忌，网络咨询师最怕"掩耳盗铃"。

除此之外，网络咨询的特殊之处在于，除了现实环境，还要考虑网络环境，比如咨询师的微信头像、QQ 头像、个性签名、朋友圈内容、空间背景图、微信运动等信息。也包括你写的文章、讲的课、点的赞、发的评论、推荐的歌曲等等，这些都是暴露你本人个性或隐私的地方。细节决定成败，不要忽略它们。

节制并不是让你一片"空白"，而是不要与真实的你差别太大。

我认识一个身材娇小、性格温柔的女性咨询师，她的微信头像却是"绿巨人"（科幻电影中的超能力者），与她的形象反差很大。有一次我问她："来访者有没有对你的头像提出过疑问？"她说："提过，有好几个人都问过，但也有人喜欢。"我笑了，她沉默片刻也笑了，第二天我发现她的头像换了，换成了她工作室的图标。

心理动力学认为，咨询师的个人隐私暴露得越少，留给来访者想象的空间就越大，特别是客体关系取向的咨访关系，来访者会把你当作他内在生命中的重要他人。如果你有太多私人信息干扰，他是无法完整投射的。

"留白"很重要，所以切勿让一些咨询以外的东西把关系填满，那就好比你们两个人的"小家庭"在被外人不断侵扰。

关于咨询时段的安排

关于咨询时段的安排涉及太多内容，以下是我从个人经验出发提出的建议。

- 早上 8：30~9：00 开始接待第一位来访者，时间不要太早，给彼此留出充足的准备时间，与法定作息时间大体一致即可。
- 每天接待的来访者不要超过六位，我曾经一天接待过近 10 位来访者，实践证明在最后的两三场咨询中，我的"电量"开始不足，无法全然聚焦。因此为确保咨询质量，你要考虑自己的精力指数。
- 尽量安排在整点或者半点，对所有来访者都要如此。这会给双方带来一种连续感，也能避免因为计时失误而影响咨询进程。

比如一个来访者安排在 9：00，下一个则安排在 10：30；不要一个来访者 9：00，下一个 10：10，或 11：15 之类。

- 时间一旦确定，尽量不要更改（除非来访者要求并协商调整），其意义等同于地点的恒常性。很多新手咨询师由于个案较少，会过度迎合来访者，比如同一个来访者，这周安排在周二 9：00，下周安排在周三 14：00 等。时间的"灵活"看似满足了某些来访者的要求，但实际上他们可能会因为你"太好说话"而边界意识模糊。

- 每周必须给自己安排不少于一天的休息日。每个人都需要充电和放松，都需要处理私事，咨询师更要学会自我照顾。注意，休息就是休息，一个来访者也不要安排。根据我的经验，安排一场咨询与安排几场咨询的影响是一样的，都会给人带来"有重要的事情要处理"的压力。

- 工作最好集中进行。深度交谈不同于闲聊，一旦你从内心回到现实，再次深入内心就需要过渡。因此如果你每周安排七位来访者、七场咨询，那我建议你集中安排在两天进行，比如周三四场、周五三场，不建议每天一场排满七天。

- 两场咨询之间的间隔不少于 20 分钟。很多文献提到间隔 10 分钟即可，对此我并不认同。咨询间隙毕竟不是课间休息，万一上一场咨询超时，你还没有做好下一场咨询的准备，场面就会很尴尬。我一般会间隔 30~40 分钟，比如上一场咨询 9：20 结束，下一场就安排在 10：00 开始，中间的时间前 10 分钟用来写咨询记录，后 10 分钟用来看下一个来访者的咨询记录，其他时间用来放松。咨询师被不同来访者激发的情感体验有很大差别，如果不释放上一个来访者带来的"情感卷入"，下一个就很容易"情感带入"。对于倾情投入的咨询师而言，这个"释放"也需要足够的时间。

当然，以上安排需要你根据来访者的情况灵活调整（特别是有时差的来访者，更要妥善安排）。而且从对方方便的时间段中，你也能解读出他的内心活动与人际空间。

相对于地面咨询，网络咨询还是要轻松一些，少了等待、迎接、客套、送别等一系列行为，这本身就会节省很多时间。

关于请假、休假的时间告知及意义，我会在设置部分详谈。

网络咨询室建立的注意事项

网络咨询室是由各种设备、配件组成的。你的现实空间构成了第一环境背景，而视频设备构成了核心环境背景。

通过平台接个案的咨询师在这方面会比较省心，因为有专门的助理服务。咨访双方直接登录助理安排的在线房间即可，而对于私人执业或挂靠机构的咨询师来说，很多事情就需要自己花心思安排了，对此，需要注意以下几个方面。

关于咨询设备

应提前和来访者沟通双方将使用什么设备。如果你们习惯的方式相同更好；如果不同，原则上要遵循来访者的习惯。

我本人喜欢用手机，但有的来访者喜欢用电脑；我一般会先说明我的习惯，然后看来访者的反应，有的会说"没问题"，有的来访者会表示希望我也用电脑，还有人会沉默一会儿后答复我"考虑一下"。

在这些互动中，有些信息是要交流的，因为其中包含一些象征含义。比如有的来访者觉得，在电脑的大屏幕上能够更清晰地看到你，而且你看起来更权威；而有的来访者觉得用手机的小屏幕更好，不愿意离得太近；还有的来访者存在迎合讨好的关系模式，或者控制性人格，等等。总之，此刻咨询其实已经开始了。

回到现实层面，不管咨询师是使用电脑端的 QQ、微信、企业号还是手机端的 QQ、微信、企业号，或者瞩目、ZOOM、腾讯会议等平台，都要调试好，无论使用哪一个，都不建议临时安装。

另外，关于音质、画面、音量的提前测试也容易被忽视，建议在咨询前十几分钟与家人或朋友内测调试好。

关于设备支架

支架简单稳固即可，不需要太多的华丽装饰和补光灯之类炫酷的附属品，越简单实用越好。无论是手机、平板还是电脑，都要有稳定的支架。比如手机支架最好可以 360 度旋转，能快速固定，快速调整横屏、竖屏。

我本人有四个支架，两个用于横屏，两个用于竖屏，不需要现场调试，可以根据来访者的需求随时更换；电脑支架我也准备了两个，适用于不同的高度。

我不建议使用那种长腿支架，也不建议把支架放在地面上，那会给人一种录像和悬空感，而放在桌面上伸缩在20~30厘米高的支架会给人带来一种踏实感。这样的高度与来访者坐下来的高度大致齐平，能营造一种平等感——你的目光、来访者的目光，以及设备高度都是一致的。设备太低或太高会使人产生一种被俯视或被仰视的感觉。

设备稳定会增强内心的稳定。如果咨询师不使用支架，而是拿着手机来回晃动，就会削弱对信息的捕捉，影响咨询效果。

关于视频软件的使用

如今的视频软件有很多，建议使用评分较高的、使用人数多的、有质量保障的大公司产品，比如微信、QQ、腾讯会议、ZOOM、瞩目等，这些软件相对比较成熟。我本人最常使用的就是微信视频，我的督导小组使用的是腾讯会议。

另外说明两点。第一，慎用虚拟背景。有些咨询师喜欢虚拟背景，如虚拟的书房、蓝天、草原、大海，或纯色背景等。乍一看很美，但细看会觉得很奇怪，因为咨询师和背景图并不在同一个空间，就好像拍照的背景图，这无疑加剧了网络的虚拟感。并且你一移动，就会和背景产生"粘连",这会分散来访者的注意力,也会让一些来访者感觉你不真实,甚至怀疑是不是你的真实背景不敢公示与众;还会让来访者不确定你究竟在哪里,这些都会强化他们的焦虑,对有些有人格障碍的来访者来说,还会激发他们对未知的恐惧。对此,我建议你要真实,要把自己身处的环境真真切切地展示出来,哪怕只是一堵白墙或一面窗帘。若你做不到,就需要思考是什么让你没有勇气暴露真实。第二,慎用美颜功能。我很不建议咨询师使用各种美颜功能,其含义与虚拟背景一样。当然,我们不能阻止来访者这样做,这通常代表他不能接受真实的自己,是需要伺机进行深入探讨的。

关于是否佩戴耳机

佩戴耳机会使声音更直接、更立体,会显得"靠得更近",现场感特别强。通过耳机,声音的起伏、微弱的语调变化、细微的叹息、卡顿、清嗓子、语气词、回音、口误、措辞间隙,甚至呼吸的调整都"一览无余"。

这些都会无意识地传递出各种心事,如同情人间的耳语与母婴间的呢喃。一个优秀的网络咨询师会珍惜这些声音传递出来的一切,而地面咨询的倾听是达不到这种效果的。

但有的来访者不习惯戴耳机,觉得"浓度"太高,对这样的"亲密"承受不住,也不喜欢咨询师戴耳机,觉得"太过侵入";还有的来访者戴一会儿耳机就摘下来一会儿;还有的这次戴,下次不戴……这些细微之处都反映了他对你们的关系做出的努力与调整。当然作为咨询师，你也要尊重自己的习惯。

耳机建议越简单实用、越让你觉得放松越好，蓝牙、耳道式、入耳式都行。如同地面咨询时对对方坐姿和肢体语言的觉察，网络咨询也能够收集到很多额外信息，唯一的要求是你要做一个有心人。

关于网络信号

网络咨询最大的困扰就来自网络信号。建议大家选择最好的运营商，开通最快、最稳定的无线网络，并定期升级，同时确保充足的 4G 或 5G 流量作为备用。

经验告诉我，如果来访者使用移动流量，而你用 Wi-Fi，或者你用流量，来访者用 Wi-Fi，信号都可能会不稳定，会有卡顿；相反，你们都用流量或者都用 Wi-Fi 效果就会好很多。另外，设备不同也可能会如此，比如你用电脑，对方用手机，尽管使用的都是 Wi-Fi 或流量，但还是可能会出现信号不好的情况，并且你们看到的彼此的影像是大小不一的，所以，你与来访者最好使用同一种网络和同一种设备。

我建议你首选 Wi-Fi，把流量当作备用，因为使用流量会有电话打进来的风险，这是不可控的，会造成不必要的干扰，即使立刻挂掉电话，视频音量也需要重新调整。

对此，我强烈建议你使用 Wi-Fi，并开启"飞行模式"，这样既不影响无线网络的使用，又能关闭流量，屏蔽所有干扰信息。但需要注意，如果你更换咨询地点，就需要重新调试并确认新环境的 Wi-Fi 信号。

以上信息你可以写进协议告知来访者，也可以不告知对方，而是在初始访谈阶段见招拆招，根据不同时机与来访者探讨。我通常采取第二种做法，这样能够多一些探索的机会。

遇到网络信号不好，最尴尬的就是，不知道到底是谁的问题导致的。

有时我用同样的设备，前面几场咨询都没有问题，就只有最后一场信号不好，从理论上说，这不是我的问题，应该是对方的网络出了问题。但是对方并不知道这些，也许还觉得是你的问题，而事实上你也不确定之前网络好是不是就意味着现在也没问题。这是个技术问题，你们都不擅长，况且还存在很多不可抗力，比如天气恶劣、网源维修等。

所以，尽量不要说"这是你的问题，我这边一切正常"之类的话，无论是不是你的问题，这样说都不合适，相当于把困难推给了来访者，而你的基本态度应该是"我们共同面对这个问题"。

这个过程中会产生很多咨询动力，这本身也是咨询的一个组成部分。千万不要认为只有中规中矩的谈话才是咨询；相反，此时你的态度才更关键——只有在突发困境的时候，你是否真正"爱孩子"才能彰显出来，正所谓"患难见真情"。你的耐心陪伴、支持往往会给来访者带来很好的体验。来访者会觉得，你并不是一个冷冰冰的只看到他心理问题的人，而是一个与他一起面对困境的有血有肉的人。

如果真的遇到信号不好的情况，可以尝试以下方法：挂断之后重新连接几次，双方切换成流量，或者更换设备甚至咨询地点（选择有窗户的房间或离路由器近一点的地方）等，实在不行就切换成语音模式。一般来说，语音通话比视频通话信号更稳定，最后还可以改为电话咨询、语音留言，甚至打字咨询。总之，不要轻言放弃。

至于调整网络占用的时间是否要补上，打字沟通较慢是否延长时间，突发事件引发的情绪是否需要探讨之类，都是你要与来访者协商的，这也是我建议你在两场咨询之间留足时间的原因之一。

关于钟表与计时

一场咨询可能是 50 分钟、45 分钟，或者 60 分钟，不管多长时间，咨询师都需要掌握时间。

一般而言，如果咨询师对网络咨询过于焦虑，就会体现在某些细节上，特别是对咨询时间的掌控上，在咨询的每一刻都要知道"我们谈了多久了，还有多久结束"之类，于是就会表现在现实层面，比如会定闹铃、频频看表，或频繁碰触手机屏幕等。

我推荐下面两种方式：一种是静音的挂钟，挂在咨询屏幕右前方的墙上，这样用余光就能看清；另一种是静音的、颜色较暗的小型摆件钟表，放在屏幕周边，但不要和屏幕紧挨着，颜色暗的优势是不会分散你看屏幕的注意力。

总之，你可以选择一种自己比较习惯、同时又不那么突兀的方式。

在网络咨询中，看时间是一件极为敏感的事情，背后有很多含义，比如不耐烦，想快点结束，掩饰焦虑与尴尬，希望在一起待的时间更长，等等。这些都是内心见诸行动的表达，需要你敏锐地觉察。

另外，如果你想看时间，就大大方方地看，而不是偷偷摸摸的，后者恰恰是在掩饰某些微妙的情绪。而对于来访者频繁看时间的行为，你们是可以即刻进行讨论的。

　　通常，来访者并不会觉得你抓住这个问题是在小题大做，而会觉得很受重视——哪怕这样的小事都会被你关注到，这种体验在他的生命中是很匮乏的。当然，对此类问题的讨论也不需要那么正式和突兀（比如来访者在强烈的情绪状态下看了一眼时间，你就打断他非要讨论这个动作，就会显得很突兀），可以在来访者情绪过后自然地、润物无声地切入，或者暂时标记不做讨论。

　　最后，你还需要提前核对你的计时工具的时间是否准确并进行校准，对于你们重要的 50 分钟而言，没有一分钟甚至十几秒的时间是可以浪费的，特别是网络咨询，特别是在开始和结束的节点。

关于台历的使用

　　台历在网络咨询中也很有用处，我个人非常依赖台历。最好选择那种空格较大、一个月一页、上面还对应注明星期几的台历。

　　每个空格里可以填写的内容包括：来访者姓名、咨询开始时间、哪位来访者请了假、哪位来访者调整了时间、哪位是新的来访者，以及其他特殊情况备注。

　　养成这样做记录的习惯，很多信息就会一目了然，便于你对来访者近一个月的咨询有很直观的感受。

尽管现在各种网络记事本、便签程序有很多，咨询平台也会有自动提示，但我依然建议你准备一个台历，这会让你的工作更直观、更系统。特别是在年底或某位来访者的咨询全部结束时，拿出台历翻一翻，会有很多感慨；清晨拿起台历，逐一想象或回忆一下即将见面的来访者，也会产生很多不同的情绪——这些都是很好的反移情表达。

至今我已有五本旧台历，有时我会把它们重新拿出来翻看，那些之前与我一起工作的人都历历在目，会心生很多感慨。除了咨询记录，用过的台历也是一个很好的纪念，是你从事心理咨询的见证者之一。

其他需要注意的细节

咨询桌椅。那种旋转的、会左右摇摆的椅子，特别大或者特别小的椅子，特别柔软的椅子都不合适，建议使用材质比较硬的木质桌椅，可固定安装一个坐垫和靠背。

摆设与陈列。办公桌不能杂乱无章，较少的摆设有助于咨询师放空自己。可摆放一些会让你放松的物品，也可喷洒一些芳香精油。我会在接下来的章节中谈论这些个人习惯的心理含义。除此之外，还可以摆放一些小型绿植或小鱼缸，有助于咨询间隙缓解视觉疲劳。

光线、温度、背景音。我个人习惯白天拉上窗纱，这样既不影响光线又避免了阳光直射。但要注意不要背光，如果遇到阴天下雨光线不好，或者晚上咨询时，要注意调节好灯光的亮度。我咨询室的灯光有三档可调。此外还要注意，空调、风扇的噪音越小越好。尽量不要对着自己直吹，避免咨询中因不耐受温度频繁调整。

第 3 章

咨询前咨询师的心理准备与含义

事实上，第 2 章描述的现实准备，就是心理准备的外化形式。对于某些焦虑，必须要让你在现实层面意识到"这是可以把控的，没问题的"，你才会安心，无论是对于来访者还是咨询师，都是如此。

当你有了不被打扰、独立的咨询地点和空间，有了信号满满的网络设备、充足的预留时间，以及稳定的咨询收入……这些现实条件还不足以让你心安吗？答案显然是否定的。

本章将讨论的心理准备，当然也离不开现实准备，两者是相辅相成的，之所以分成两个章节，是为了让你读起来更有逻辑性。

在讨论咨询师的心理准备之前，我们首先要从广义上理解来访者和咨询师选择网络方式分别反映了怎样的心理需求。对这种需求洞察得越清晰，就越容易在咨询中游刃有余。

来访者选择网络咨询的心理需求

对于高功能来访者与低功能来访者

高功能来访者具有较强的语言表达能力，社会功能完整，甚至在世俗层面很成功。他们通常自我功能比较完善，逻辑思维能力、对咨询的信任感都很强，也能够接受新鲜事物，具有较强的咨询动机。他们追求的往往是某种意义感和价值感，以及调解内在冲突，这也是他们寻求咨询的总体目标。

这类来访者会很快进入咨询状态，与咨询师建立工作同盟，但由于他们的潜意识善于"伪装和隐藏"，自我保护和防御性也很强，因此通常需要很长时间才会慢慢放下戒备，把"真我"袒露给咨询师，敢于信赖咨询师——换句话说，他们的心理需求是要你在更深层次的情感上进行陪伴，呼应他们的人生意义与自我价值，做一个"懂"他们的人。这样的来访者不管是选择网络咨询还是地面咨询都不会太过纠结。

而另一端的来访者似乎相反，他们的安全感不足，咨询动机较弱，只是由于"症状的痛苦"不得已前来咨询。他们一般已去过各类医院诊治，但收效甚微。由于内心被痛苦消耗，他们的逻辑思维能力和表达能力偏弱，也不太容易把咨询师视为一个完整的人，而是会把你当作他的一部分。因此，他们会夸大咨询师的形象，认为只有咨询师才能拯救自己，但也因此会因一点小事就猛烈抨击咨询师，毫不留情。

这类来访者的另一个特点是没有工作（全职妈妈除外），他们不是不想工作，而是内在被冲突占据无法工作，甚至不敢出门。他们之所以选择网络咨询，多数是因为网络咨询的"浓度"较低，比较安全。他们的心理需求就是找一个稳固的"支撑点"，要求咨询师如同固定断骨的钢板一样结实、牢靠。

对于当地没有资源或有过失败的地面咨询经历的来访者

有些小城市、乡镇、农村的确没有心理咨询资源，来访者选择网络咨询也是经过了激烈的思想斗争的。这也会导致他对咨询师抱有更大的期待，而更大的期待就容易导致过度依赖，进而加深不平等感。要知道，当一个人对另一个人怀有更大期待的时候，他们之间的关系往往是不平等的，特别是咨访关系本身就具有某种不平等性——来访者有可能迎合、取悦咨询师。因此，咨询师在初始访谈阶段给来访者带来希望感、平等感就尤为重要。

还有的来访者对自己的家乡不认可，对家乡的咨询师也不认可，因此才选择网络咨询，这背后或许有创伤经历或对养育者的失望，需要你作为咨询师去探索理解。

在我的经验里，还有一类来访者占比较大，他们曾在本地接受过地面咨询，但是出现了一些状况，比如被咨询师再次伤害，与咨询师在现实中发生交集，受到家人的干扰，以及产生强烈的移情而逃避，等等。

如果是这种情况，在初始访谈时就要引起重视，必要时可详细探讨来访者与原咨询师的关系。是什么让他选择结束之前的咨询？之前的咨询是不是让他感到失望和无奈，甚至产生了挫败感？探讨这个部分其实是在象征性探讨他与你的关系。因为很可能今后你们之间会重演他与原咨询师的关系模式。

便利性心态

网络时代很多人都追求便利，这不难理解，但有一类人表现得更为突出，就是怕麻烦的人。比如对于地面咨询的等车、拥堵、恶劣天气等，他们异常反感。同时他们也讨厌关系中的复杂性，对亲密关系的深度纠缠难以适应。因此，我建议在初始访谈中与来访者交流讨论这个问题，比如，"你是怎么想到选择网络咨询的？""面对一些突如其来的冲突，你的感受如何？"这些都与他选择网络咨询的内在动力有关。

基本理想化的来源

无论如何，他选择了你而不是别人（毕竟网上有那么多咨询师），就表明他内心对你有某种基本的理想化。也就是说，不知道是你的哪一点触动了他，而这一点对于你理解他会很有帮助。

很多来访者都是通过我的文章决定找我咨询的，在正式与我见面前，他们心中已经有了一个文章中的"我"。因此，在见到我之后，他们会无意识地反复印证我是不是"那个人"。

作为咨询师，你当然要去思考：是你的经验、学历、受训背景、流派吸引了他，还是你的照片、年龄、课程、文章吸引了他？在初始访谈阶段，我会直言不讳地问来访者，比如，"你是怎么找到我的呢？""感谢你对我的信任，你觉得是我的哪个部分吸引了你呢？"这样的询问有助于你理解来访者心中那个"理想化父母"的样子，从而得知来访者渴望被以怎样的态度对待。总之，仅仅是这样的理想化就具有疗愈作用。

陌生即安全

有些来访者对亲密关系"不耐受"。对他们来说，陌生就意味着安全，安全就意味着可以敞开心扉。与熟悉的城市、熟悉的街道中的地面咨询师相比，网络咨询师提供了这种陌生性与安全感。

咨询师选择网络咨询的心理需求

作为咨询师，你更要理解自己为何会选择在网络上工作。你对自己的需求理解得越全面、越深刻，就越不容易投射给来访者，你在咨询中就会越放松。

你可以通过思考以下问题来反思自己的需求。

- 你是因为个案量少，想要借助网络平台接触更多的来访者吗？那么目前你对平台满意吗？如果不满意，为什么？你表达过吗？这对你的咨询会有影响吗？接下来你会为此做何努力？
- 你是因为没有地面咨询场所才选择网络咨询的吗？为什么没有咨询场所呢？那你的网络咨询地点一般会选择在哪里？为什么？这对于你接个案有影响吗？接下来你有何打算？

- 你是兼职咨询师吗？如果是，那你是下班之后或节假日接待网络来访者吗？你是如何平衡本职工作与兼职的？
- 你是被迫接待网络来访者吗？其实你对网络咨询的效果有所怀疑，是不是？这对你的网络来访者有影响吗？如果答案是肯定的，那你要好好读读这本书了。
- 你是因为对当地的人群不满而选择网络的吗？你是怎么看的？
- 你是因为看到别的咨询师在网络上做得不错，从而选择从事网络咨询的吗？是你的攀比心使然吗？你是如何思考的？这对你有影响吗？
- 你是通过怎样的途径宣传自己的？是如何让别人知道你的？
- 你的网络咨询设置与地面咨询设置一致吗？如果不一致，又是为何？

…………

类似的问题还有很多，我只是抛砖引玉，激发你的思考；你也可以跟你的体验师一起探讨，因为很多咨询师并不知道自己选择网络咨询的动机，不知道自己的真实需求是什么，为何会有这种需求，以及自己的需求会对来访者产生怎样的影响。

咨询师如何提升见面前的想象力与创造力

尽管你们还没有见面，但自他联系你的那一刻，你们之间的咨询就已经开始了。

来访者总是会无意识地暴露自己的某些信息给咨询师，让咨询师更多地了解自己，而你也要把握这难得的机会，充分发挥你的想象力进行思考，提前与这个人在内心建立联结。这也是本章的重点，下面我将分享一些提升想象力的途径。

思考你能看到的基本资料

如果你们是通过微信或 QQ 进行咨询的，那见面前你一定会看到来访者的头像、网名、个性签名、背景图，这是不可避免的。此时，你要做个有心人，去直观感受这些资料，然后想象这个人的一切。

有的来访者网名直接反映了他当下的状态，比如"绝望""崩溃的心""黑夜""路漫漫""愤怒的小鸟"；有的网名则是一种反向形成，比如"心如止水""平静的湖""明天会更好""阳光灿烂""世外桃源"等等。试想，如果一个人真的做到了心如止水，那他为什么还要找咨询师呢？所以这些很明显是他向往的状态，而不是当下的写照。想象一下你就会发现，他现在很可能焦虑、无助、孤单，你甚至可以联想到他的自我防御性很强，不会轻易袒露心声。

比起网名，个性签名更是如此。在微信成为主要社交工具的当下，个性签名几乎就是个体当下的状态或向往的状态。

头像也不例外，比如有的人喜欢用孩子的照片做头像，还有的人会用与孩子、他人的合影，这往往代表他的亲密关系过于浓烈，边界不清晰；有的来访者头像是各种风景，这代表他希望如这风景般开阔、恬静、潇洒、奔放；动物类头像则是内心的投射，比如狮子可能代表渴望勇敢，小狗代表忠诚或不忠，猫咪代表可爱或高冷；而用自己的照片做头像则带有些许自恋的味道，表明当事人更关注自我意识……还有很多，我不再一一列举，只是提示你不要忽视这个部分。你可以天马行空地想象，不用有任何顾忌，这是很好的锻炼创造力的机会。

网络咨询更有意思的一点就是，你可以通过来访者网络资料的更新来直观感受他在不同阶段的状态变化。

我曾经有个来访者，刚开始咨询时，他的头像是一个空鸟笼，在经过20多次咨询后，他的鸟笼中多了一只小鸟，又过了一段时间，到了咨询中期，他的鸟笼打开了，但小鸟依旧在笼子里。咨询两年以后，他的头像变成了一只飞翔的雄鹰——这简直太形象了！活脱脱地呈现了一个人从没有自我意识到感到受束缚，再到冲破牢笼、放飞自我的心路历程。

还有位来访者，一开始的头像是一个哇哇大哭的婴儿，当被问到头像的意义时，他表示自己也不知道，只是告诉我自己与上一任咨询师的工作刚结束两个月。那么很明显，在来访者的感受层面，他就像一个被上一任咨询师抛弃的婴儿，这也反映出他与上一任咨询师在分离阶段出了问题。我还会联想到他在亲密关系中的分离，甚至他在早年被抛弃的画面……如今，在他的亲密关系中，在他以后与你的关系中，很可能再次出现"分离"议题，那么，他的主要冲突就是渴望亲密与恐惧亲密。

你看，仅仅是一个头像，似乎就使你了解了来访者的整个生命历程，甚至内心冲突、依恋模式，尽管你还需要去反复印证你的假设，但做个有心人，发挥想象力，对心理咨询师的重要性是不言而喻的。

感受咨询前与来访者的互动

　　首先，你要去思考以下问题：他是通过什么渠道找到你的？如果是通过你的文章或者你的课程，那么是文章、课程的哪些内容吸引了他？如果他是由其他来访者介绍来的，那他们之间又是什么关系？再比如，他是由其他咨询师转介来的，那为何转介的人是你而非别人？还有，他预约了多久？等了多久？……

　　接下来，继续思考下面的问题：为何他在这个时候找到你？当下的大环境是怎样的？比如新冠肺炎疫情期间，每个人都会产生死亡恐惧；再比如，他是在假期、年底或开学季找到你的——这些背景也都有意义，充分发挥你的想象去感受这个人。

　　如果来访者是直接与你联系的（而不是通过助理），那不管是通过打电话还是发信息，是发语音还是打文字，你们的咨询都已经开始了，因为这种互动往往具有潜意识意义。

　　人们总是会有这样的心理，正式见陌生人时会感到焦虑，有焦虑就会有防备，但如果只是事务性的聊天，焦虑和防御就会比较少，反而更真实。

　　正式咨询前的互动复杂且多样化。比如，有的来访者会表达自己的疑虑，对要不要信任你充满了矛盾，会询问你的受训背景和咨询经验等。这一方面反映了对方谨慎的性格，另一方面也反映出他很勇敢，敢于直接对你表达。

还有的来访者很关注费用，会一再跟你商量能不能打折，这样的人可能经济上较为拮据，生活中也会为钱所困；也有可能只是想贪小便宜，而贪小便宜的背后往往与自尊有关；也可能是他觉得你"不值这个钱"，是一种对权威的愤怒。

再比如，有的来访者会给你发来一段长长的文字，动辄几百上千字，把自己的所有过往都告诉你，这可能代表他过于轻信或焦虑满满；有的人会频频发问，可能代表他的不安与恐惧；有的人会反复与你协商，可能代表控制与反控制、竞争与妒忌等主题；有的人对你言听计从，可能代表他的讨好，背后则是对权威压抑的愤怒与报复；还有的人什么也不说，往往代表他的心思很重，把脆弱隐藏得很深，很敏感……总之，我建议你重视咨询前与来访者的每一次互动，敏感一些，充分思考、感受，这也是提升想象力的一个有效途径。

另外，现在，越来越多的咨询师不与来访者直接互动，而是通过第三方平台，但这也能间接地去感受来访者。

人工助理在汇报时，可能会流露出对来访者的态度。只要是人，就不可避免地会受到影响，因此要学会通过助理去感受来访者，即通过一个人去感受另外一个人。

比如，助理说这个来访者很友好，很崇拜你，或者说这个来访者很难缠、很麻烦，等等；再比如，助理说来访者特别在意时间、收费、性别、咨询师的经验和资质等。这些都为你提供了间接了解来访者的线索。

特别说明一点，不要通过助理去打听太多细节，甚至去翻看来访者的朋友圈，如果你这样做了，那就要反思一下自己是不是过度焦虑了。

此外，还有一点值得注意。现在大部分第三方平台都会把主动权交给来访者，咨询师们就像商场里陈列的商品一样，供来访者自由选择。选择过程会自动采集来访者的基本资料，如性别、年龄、学历、咨询目标、收入、咨询经历（包括咨询次数、咨询环境以及咨询师的性别、年龄、经验等）等——这一切也需要你去反思，为何他在那么多咨询师中选择了你？你的特质与他的基本资料有什么"共鸣"之处？

不要害怕有太多想象，而是要在见面之后去印证这些想象。

正视你的习惯与仪式

通常，咨询师会有用来缓解焦虑的习惯和让自己舒服的仪式，我们必须正视自己的习性，做个真实的人。

在视频咨询时，我有四个习惯。

- 我经常会把玩一串绿檀手串，它会散发出清香，让我能够更投入、更沉静，这让我感觉很好。
- 我会喝茶。

- 我会在视频屏幕的后面摆一把椅子。咨询前，我会看着这把椅子想象即将与我见面的来访者，想象他经历了诸多艰辛才找到我。这种想象会增强真实感，弥补了网络咨询的不足。
- 我的书桌上摆放了一个相框，正反面都夹了照片。

值得一提的是，这个相框对我特别重要，其中一面是我的童年照，另一面是我的成年照。童年照代表我的内在小孩，咨询前我会把相框转到这一面，那种感觉很奇妙——陪伴、倾听、心疼、呵护、照料、温暖……各种复杂的体验都有，这让我在面对来访者时能更加专注，会感受到来访者的内在小孩，而此刻我正在陪伴那个内在小孩。换句话说，我的内在小孩唤醒了我对来访者内在小孩的爱。咨询结束后，我会把相框转到成年照片那一面，我选了一张看起来很有力量的照片，象征着我从内在回到现实——这种仪式让我深受裨益。

我相信每个咨询师都有自己的习惯和仪式，这些都是你的心理准备，但我不建议咨询习惯和日常习惯差别太大。比如平时很喜欢喝茶，但咨询过程中强迫自己不喝，让自己变成另外一副样子，这本身就是一种焦虑，好像你应该进入某个角色，而不是现在这样。所以，喝水就大大方方地喝，需要去洗手间就大大方方地告诉来访者。但这不意味着你可以任意暴露，千万不要忘了，一切都要围绕来访者的利益来进行。

我在前面的章节中也谈到过，如果你的习惯过于个性化，那最好不要暴露，比如你喜欢躺着，喜欢喝酒，喜欢小动物，等等。记住，要不要暴露是有一个度的，这个度的把握很简单，就是思考一下日常你与一个很重要的人会谈会注意什么即可——你当然不会半躺着，抱着猫咪喝着酒与他谈话。

一切习惯都是为了舒适，而不是为了博人眼球，更不能让自己的习惯干扰来访者。

有些咨询师会在咨询过程中抽烟，抱着抱枕，甚至吃零食，要知道任何行为的背后都有意义，需要你去探索。每次你与来访者行为交集的背后都藏着探索的契机，这些一点一滴的个人习惯，都能反映出咨询师的风格和底蕴。

模拟练习（同行模拟、小组模拟、自我觉察）

提升想象力的另一个直接途径就是进行模拟练习，甚至进行正式的视频咨询，与你的同行、朋友或小组成员一起，尽量不要随便聊天，而是要去深度谈话，可以进行角色扮演。

要做到这一点并不难，咨询师可以多参加一些网络小组。我本人就组织了一个朋辈督导小组，参加者有九人，至今已经进行了 200 多场督导，每周一次。在其中，我们不仅互相学习专业技能，也互相觉察与支持。除了线上的模拟练习与督导，我们还会在线下见面，有时还会聚餐、组织新年茶话会等。作为从事助人行业的你，也要有这样的小团体，来共享体验，分担孤独，自我关爱。

如果没有找到合适的小组，你也可以进行自我练习，比如在面前摆上一把椅子，想象来访者坐在你对面，然后完全按照咨询设置来进行模拟练习，这对于提升想象力很有帮助。

在模拟练习结束之后，建议及时做好练习记录，这也是一个积累的过程。你可以随时翻看记录，同时进行各种自由联想，如同心灵书写，照见不同面向的自己。

提前做好自我暴露的准备（准备迎接来访者的提问）

在初始访谈阶段，咨询师要准备好迎接来访者的发问甚至质疑，如经验不足，没有系统受训，非科班出身，督导和体验时数较少，等等，都是你的"软肋"。当被来访者问到软肋时，每个人都会有些紧张，这很正常，但是要做好心理准备。一个很重要的原则就是，要实话实说，要真诚，要给来访者"打个样"。

比如，你明明只有 500 小时咨询经验，但却告诉来访者自己有 1000 小时的经验，那随后你很可能要撒一千个谎来圆这一个谎，你的心思就无法专注在咨询之上，这种基本资料方面的谎言是咨询师的大忌。这涉及你对伦理、对真相的理解。咨询前的心理准备，重点就在于直面自己感觉羞耻的部分，这部分解决得越多，咨询中你就越不焦虑。

第 4 章

网络咨询设置具体内容详解（一）

网络咨询的设置及突破

设置是咨访关系的安全保障，是能碰触到的唯一现实边界

"设置"是咨访双方约定的关于"应该做什么，不应该做什么，以及怎么做"的一切规矩，是内心与现实的双重保障。从心理动力学的角度看，设置的所有内容是咨询师与来访者之间能够碰触到的唯一现实边界，其他工作都是在心理层面进行的。

打个比方，小说里的侠客都会在山上或密室修炼，修炼需要有师父引领。这个密室或闭关场所就相当于心理咨询室，侠客就是来访者，而师父就是咨询师（巧合的是，有的来访者真的会一直叫我"师父"）。如果侠客闭关修炼 100 天，这期间只有他师父与他在一起，他不能随意出关，其他人更不得随意进入，会安排一些信任的武功高强之人按照约定流程、规章制度严防死守。那么，这些人、这些规则、闭关场所的大门等，就构成了"设置"。

你与来访者的每次会面都相当于闭关修炼，再加上网络咨询是在虚拟空间中进行的，其设置就更需要保护。任何设置都是在不断尝试、实践中日益完善的，目前关于网络咨询的设置还处在起步摸索阶段，下面是我个人的一些经验。

设置从外部落实到协议中，并存在于咨询师的心中

真正的设置根植于咨询师的心中，这与咨询师本人的伦理、价值观、咨询风格都息息相关。比如，尽管设置规定，咨询师不能与来访者建立现实关系，但就是有咨询师与来访者成了朋友甚至还发生了性关系；比如，面对未成年来访者，咨询师就是希望他能够去上学，觉得辍学、厌学是不好、不可接受的——这类设置无关外部条件，而与咨询师的内心密切相关。

从现实出发，设置内容都要落实到协议里，协议是设置的书面形式，因此，必须要与来访者签订协议，无论是电子版还是纸质版协议。很多平台也会把设置内容写进系统，咨询师要对这些内容特别熟悉，并对照自身进行思考，真正理解这些设置的意义，以及自己的责任、权利与义务。我建议有必要统一组织培训学习。

我会把设置比作婚姻，结婚证就是咨询协议，而夫妻双方的信任、包容、忠诚、亲密则在内心，感情好不好不在于那张纸，而在于彼此心中的感觉。

关于设置的突破

突破设置可能会造成来访者脱落

有一些来访者脱落就是由于突破设置后，咨询师处理不当造成的，特别是在初始访谈阶段。

比如到了约定的时间，来访者还没有上线（突破了设置），然后咨询师就去忙别的事情了，10 分钟后，来访者发起视频通话未能接通，因愤怒而脱落；再比如，来访者忘记了付费（突破了设置），咨询师很生气并向来访者表达了自己的情绪，也可能会导致来访者脱落。这类脱落很低级，对咨询师而言可能只是失去了一个来访者，但对来访者而言，可能对整个网络咨询都失去了信心。

网络咨询更容易突破设置

网络的便利性更容易造成设置的突破，来访者可以很容易关掉摄像头，或者直接从视频通话切换成语音通话，或者直接迟到、早退、失约……相对于地面咨询，网络咨询突破设置的成本更低，理由也更具欺骗性，比如只需称自己信号不好或"刚才在带孩子"即可，掩盖了诸多真相。

只有先有设置，才有突破之后的探索

这像是一个悖论：先要有游戏规则，然后才能感受当突破游戏规则时人内心的冲突与变化，才有了去探索、理解来访者和咨询师以及彼此关系互动的任何意义。如果没有边界，没有设置，也就不存在突破，如同自由与规则，如果没有规则，也就不存在自由。我认为，突破设置比设置本身更重要，但基本前提是要有设置。后面我会详谈突破的意义。

设置内容详解：咨询方式

毋庸置疑，你要提前告知来访者你能提供的咨询方式，比如是文字、语音还是视频？使用的设备是电脑还是手机？使用的平台是微信、QQ还是瞩目？以及房间账号、如何登录……然后协商彼此感到舒适的方式——如同在地面咨询中，你要告知来访者咨询地点、停车位置，以及如何乘车，等等。告知并协商得越详细，来访者的焦虑指数就越低。这些都无须等对方问起，你有义务主动告知。我通常会把这些事项直接写进书面协议。

设置内容详解：保密

保密的必要性

保密直接关乎伦理，是安全与尊重最基本的前提，是一切设置的基础。

目前，关于网络咨询最大的争议也是保密问题，因为网络更方便突破保密原则，也更容易隐藏这一情况，比如录音、录像、拍照、截屏、第三方在场、教学、督导等。如果咨询师这么做，来访者很可能毫不知情；同样，来访者这么做，咨询师也一无所知。

比如，有的咨询师为了教学，会安排学生坐在网络咨询的电脑后面，而来访者并不知情，这就严重违背了保密原则，违背了咨询伦理，既是对来访者最大的伤害，也是对学生最不负责任的表现。

网络咨询越是如此，就越考量咨询师的人格。虽然人格不会写进协议，但书面约束还是必不可少的，诸如"未经双方同意，任何一方不得以任何理由录音、录像、拍照、截屏，也不得把来访者真实资料用于任何第三方事项"之类的话一定要写进协议里。注意，这句话的重点是"未经双方同意"，这至少是某种告知与约束，一旦出现咨询纠纷与伦理争议，来访者可以据此维权。

有人可能会觉得签这样的协议显得有些冰冷，与心理咨询这种温暖的服务形成了鲜明的对比，但这的确会让来访者感受到安全和你的专业。

但目前，无论是来访者还是咨询师，对此都不够重视。比如在选择网络平台时，一些来访者根本不去看协议条款就草草点击"确认"，入驻平台的咨询师也没有逐条学习协议，双方好像都把重点放在了咨询本身而忽略了保密设置。咨询师更不会在咨询过程中"浪费时间"去与来访者详细探讨，甚至当来访者偶尔问起的时候，咨询师自己都答不上来。不管是你作为咨询师拟定的协议书，还是平台提供的协议书，咨询师都要去仔细研究，并在首次访谈中询问来访者对此有没有疑问。千万不要等发生纠纷或误会后，才发现自己原来是签字承诺了的，这会导致很多本可以避免的麻烦。

保密例外的情况

我在前面就提到过，有了设置就会有突破的例外，有些例外比较普遍，保密突破也是如此。下面是一些典型的情景。

咨询案例用于督导、研究或论文

有的咨询师同时也在接受督导，而在督导中讨论个案不可避免会暴露来访者的信息。此外，做研究、写论文有时也需要用到个案的资料，此时必须征得来访者本人的书面同意，不能仅仅口头协议。除此之外，咨询师还要去探索其中的意义。为何要征得他的同意？为何要在督导中探讨他的个案，而不是其他来访者？在争取来访者的同意时，也要探讨来访者是什么感受，有哪些部分是他不愿意暴露的，等等。

咨询案例用于写作与授课

基于心理咨询行业的特点，咨询师经常需要写作和授课，这也会用到一些案例资料，此时应怎么办呢？

在这种情况下，我们要对来访者的各种信息进行全面"改装"，包括姓名、性别、年龄、信仰、民族、所在城市、家庭关系、养育背景，特别是一些独特的创伤事件更要隐去；可以融合多人特质，做到即便是来访者本人听到、看到也不觉得这说的就是他自己。事实上，我们描述的也已经不是"他"了，而是"他们"或"我们"。

但是有些敏锐的来访者还是会产生疑问："这说的是我吗？"这其实是一种投射，演绎后的描述和分析更具普遍性与典型性，会引起很多人的共鸣，几乎所有人都会在其中发现自己的影子。

有的咨询师对于这个问题不够重视，讲课讲到兴奋处就会暴露来访者的真实资料，这是绝对不允许的，除非你征得了对方的书面同意。从严格意义上讲，每个人的信息"版权"都属于他自己，未经授权，任何人不得使用。

来访者自己要求

还有一种保密例外来自来访者自己的要求，比如有的来访者会跟咨询师说，"你能不能在文章中写一下我"或者"你能不能跟督导老师探讨一下我的情况""你能不能用我的例子来启发他人"，等等。

当来访者对你提出这些需求时，你首先要考虑的是这些需求背后的动力——他为何会提出这样的需求，而不是真的把他当作例子用在文章或课程里。你更应该关注的是你们之间的关系动力，关注他此举是否传递了某种情感，比如依赖、竞争、控制、诱导、愤怒等，这才是对他有意义的探索。

法律要求与危机情况

在一些特殊情况下，也可能需要突破保密协议，比如来访者违反了国家法律法规，公检法部门需要我们提供证据。此时保密协议要让位于法律，咨询师有义务提供线索，特别是对于一些反社会型人格的来访者，他们可能会对公共安全造成威胁。

还有一种情况是发生了危机事件，比如来访者有自杀、自伤行为，或者对他人的生命安全构成了威胁，此刻无须顾虑太多，必须联系其紧急联络人，在自己的能力范围内进行最好的干预。青少年来访者出现此类情况较多，咨询师应记住，任何保密原则都比不上挽救一个人的生命重要。

不存在绝对保密

无论我们预先考虑得多么缜密，都做不到绝对保证来访者的资料不外泄。因为所有访谈都是在网络平台上进行的，都会留下痕迹，也不排除有黑客入侵或第三方泄密的情况。没有人能做出百分之百的保证，至少在目前的科技水平下确实如此。

因此，咨询协议就像做手术时让家属签的知情同意书，里面的条款非常详细冰冷，也非常可怕，好像医院没什么责任，所有责任都由患者承担。那为什么家属还要签字呢？因为要救命，让亲人活下来的愿望超过了恐惧。心理咨询也是如此，求助的动机超过了被泄密的风险。

当然，我们也都知道，协议里的例外情况发生的概率极低，将其写入只是为了尊重来访者的知情权。就像几乎没有患者会因为例外而不做手术一样，心理咨询也是如此。如果来访者真的被"吓跑"了，那只能说明他还没有完全做好参加网络咨询的准备，无须强求。

其实，知晓风险但依然决定参加咨询，是来访者自我功能成熟的标志之一。

设置内容详解：多重关系

关于"心理咨询的多重关系"，至今仍众说纷纭，在此，我只在心理动力学的框架下进行分享。之所以要避免多重关系，基本动力在于，咨访关系的纯粹性、单一性会更利于来访者投射、移情、幻想，这些都是探索其内心的最佳工具。

网络咨询避开多重关系的两个优势

网络咨询的一大优势在于能够使咨访双方最大限度地避开现实交集（比如咨询师的同学可能是来访者的同事或亲戚），避开业务关系（比如咨询师去银行办业务，来访者恰好就是银行工作人员），避开偶遇（比如在商场、影院、车站等场所的遇见），从而规避多重关系。

另一个优势是减少了肢体接触的可能。尽管有些地面咨询机构的设置中也会有诸如"避免和咨询师握手、拥抱或攻击咨询师"等内容，但却难以杜绝这些行为的发生，而网络自然规避了此类问题。

与此同时，正因为网络避开了肢体接触，就更容易激发来访者的语言暴力与各种幻想，包括依恋幻想、接触幻想，甚至还有性幻想。遇到这种情况，咨询师要鼓励来访者多用语言描述自己的幻想。语言表达得越多，见诸行动的就越少；心理动力取向的主要咨询方式是"谈话"而非"行为"。行为更容易诱导多重关系的发生，比如发展成利益关系、恋爱关系甚至性关系。

多重关系的不可控性

多重关系与咨询师的社会角色有很大关系，比如有的咨询师同时还在学校里担任教职甚至班主任；有的咨询师同时还是医生；还有的咨询师跟来访者一起报了某门心理课程，无意间成了"同学"。这种情况下，要尽量想办法避免多重关系，比如将来访者转介给其他咨询师。

网络时代就是这样，就拿我来说，我无法保证我的来访者不通过其他途径来听我的课，看我的文章和书籍。其他很多咨询师也是如此，都会在一些平台讲课、写文章或者录制短视频，一方面普及心理知识，另一方面也推广自己，树立个人品牌。很多来访者就是因为听了咨询师的课、读了咨询师的文章，产生了共鸣与信任，进而前来咨询的。对此，你要理解自己，不能因此而自责，但有一点必须注意，那就是一定要真诚，绝对不要夸大宣传或虚假宣传。心理咨询的本质是探究真实与真相，你的不诚实会葬送你的行业信誉，甚至你的人格信誉。

除此之外，还有一个情况需要注意：有的咨询师会去网上搜索来访者的资料。对此我想说的是，你要觉察自己的这种冲动：为何要去搜索来访者的信息？同样，你也无法左右来访者搜索你的资料，你能做的就是在他告诉你的时候与他一起探讨，比如有的咨询师是转行从事的心理咨询，被来访者查到原来的行业与心理学相去甚远；还有的咨询师被查到毕业院校和求职简历等。这些都是无法避免的，也是需要充分讨论的。而咨询师克制不了自己的"偷窥欲"，就是在无意识建立与来访者的多重关系。

对于这类不可避免的事情，我的总体态度是，这不属于影响咨询的多重关系，我不反对也不提倡。但一旦你们进入咨询关系，作为咨询师，你就要尽可能解除你们之前的关系，比如不允许来访者参加你的课程。但这也仅仅是一种约束而已，谁也不能保证来访者一定会取关你的公众号、微博号、视频号；相反，他们的拉黑、取关、打赏、点赞、转发等一系列咨询外的互动反倒更有意义，更值得去探讨，而不能视其为多重关系。

多重关系的可控性

以上这些之所以不视为多重关系，是因为其并不具有唯一性。比如你的文章、课程不是只有他可以看、可以听，而是所有人都能看，都能听，这就是大众性。我不认为这种大众性的联系是多重关系。

而你们之间的朋友圈，运动记录，共同的群聊、好友、课程、会议则会暴露隐私，具有唯一性，这部分我非常重视。但凡是我的来访者，我都会主动退出共同的社群，也会主动双向屏蔽朋友圈。我也会把这些都写到协议里去。

咨询师翻看来访者的微信朋友圈、微博、空间，并且点赞和评价；反过来，来访者对咨询师也是如此，这都属于多重关系。

"接私单""诱导消费"都属于多重关系

如今，更多咨询师开始习惯在各大心理平台接待来访者，这既省去了自我销售，又避开了签协议等诸多"麻烦"，但也出现了另一个现象——"接私活"。

比如，有的来访者会提出："我们在平台上的费用是 500 元一次，如果我越过平台直接联系你，能不能优惠 100 块钱？"如果咨询师同意，从利益的角度看，似乎是双赢，但这却是一桩交易。即使从表面上看，咨询仍在照常进行，与以往无异，平台也不知晓，但咨询师的潜意识中一定会有某种背叛感，还会有种"占了便宜"的窃喜，这会让其对来访者更加照顾或产生轻视心理，在潜意识中无法安心咨询，关系也变得更为隐晦。

对来访者来说也是如此，虽然表面上，他会因省了一些钱而高兴，但内心深处却会对咨询师产生不满，就好像咨询师配合他完成了一次"合谋"，私下里发展出了另一种关系。而这就像潜规则一样无法言说，就会投射到日后的咨询中去。

面对这种情况，正确的做法是，去探索来访者为什么会提出这种需求，仅仅是为了省这 100 块钱吗？这才是对来访者最有帮助的。当然，如果你在现实层面拒绝，尽管来访者会有些不高兴，但内心却会加强对你的理想化，因为你是正直的、不会被撼动的、稳定的。

如果咨询师主动找来访者"私下交易"，这就相当于"兜售服务"了，必然是不符合咨询伦理的。还有的咨询师会让来访者介绍其他来访者或学员来购买自己的课程，甚至承诺某些"好处"，或各种暗示"诱导消费"——这些都是典型的多重关系，你们之间不再是纯粹的咨询关系，而是夹杂了合作关系、雇佣关系、消费关系，甚至剥削关系。这样的咨询百害而无一利。

永远都要记住，关系是否纯粹取决于你的内心是怎么想的。关于保密和多重关系这两个设置，我强烈建议你去系统学习专业伦理课。

设置内容详解：时长与频率

时长的意义

恒定

大部分咨询会谈的时长都是 45~60 分钟，我以前通常是 60 分钟，后来调整到了 50 分钟，原因是我"小瞧"了那 10 分钟。事实上，全心投入的每一分钟都相当于现实世界的很长时间，这是一项很"耗电"的工作。也有的咨询师一次咨询的时长是 100~120 分钟，一些拉康学派的咨询还有 10~20 分钟的，这并不是不可以，但要一视同仁，要恒定。不能对这个来访者是 20 分钟，对那个来访者是 50 分钟，或者对同一个来访者有时 40 分钟，有时 60 分钟。

事实证明，即使时间恒定，咨询师的感受也未必相同。特别是对于长程心理咨询，有的来访者会让你觉得时间转瞬即逝，意犹未尽，而有的来访者却会让你频频看表，希望早点结束；有时，即使是同一名来访者也会让你产生不同的感受……此时，"为何会如此"就成了你探索自己反移情的动力。这也是时长恒定最大的意义，只有在"相同"的时长下，出现的"不同"才有意义。

专注

研究表明，人的专注力的最长持续时间为 40~50 分钟。

这是专属于咨询师和来访者的 50 分钟，你们在不被任何干扰地"修炼"，这是属于你们的亲密时刻，如同"母婴时刻"和"热恋时刻"。想想一对母子或一对恋人在一起的感觉，那种"全世界都不存在的专注感"本身就很疗愈。

激发体验

50 分钟会激发出很多体验，毕竟你们不是 24 小时在一起，不是母子，也不是恋人，好像只是"50 分钟情人"。这种既现实又魔幻、既温情又无情的时刻，会激发来访者产生诸多体验——关于失去，关于无常，关于分离，关于爱与恨，等等。

突破的意义

既然设定了 50 分钟，就可能会有突破，比如迟到、遗忘、早退、延时、请假等，这些行为的背后都有其意义。"50 分钟"成为一把尺子，作为参照物，测量出了各种心理活动。

关于频率

业内流传精神分析取向的咨询与心理动力取向的咨询，最大的区别就是频率，前者一周至少进行 3~4 次，甚至达到 7 次，后者则一周进行 1~2 次。对于能否进行网络精神分析咨询，多数同行也持否定态度。原因包括经典的精神分析咨询有时需要来访者躺下来进行自由联想，而网络咨询是做不到这一点的。

你们的咨询频率如何设置，取决于来访者的特质、你们的协商，以及来访者的经济水平。无论如何，都最好固定时段，比如每周三下午 3 点。这是有意义的，对于多数人而言，现实中都没有这样一个在同一地方、同一时间、一如既往等他的人，这是何等美好。

有个来访者曾对我说："每当我心灰意冷时，一想到还有你每周二在等着我，就像万家灯火也有属于我的那一盏，心里就燃起了希望。"

第 5 章

网络咨询设置具体内容详解（二）

设置内容详解：咨询收费的意义

收费问题是所有咨询师和来访者都很关注的设置，我们首先来看看收费的意义。

收费关乎自尊、价值、成功与社会功能

"金钱"与人的自尊心、价值感、社会功能，以及对成功的追求都密不可分。咨询师敢不敢痛快谈钱、赚钱，来访者舍不舍得为自己花钱、花多少钱都关乎价值感。

有人开玩笑说："咨询师这么有爱心的人怎么会在意金钱呢？助人不该是无私的吗？"我的回答是，咨询师是以出售时间为生的人，这既不伟大也不卑微，和其他职业没什么两样，我们是在乎名誉与成就，但这一点都不妨碍赚钱。

一些咨询师有过"难以释怀的贫穷或被贬低"的经历，因此会对美好的东西不太习惯，会产生一种"不配得感"，并无意识地投射到来访者身上，比如会免费或以非常低廉的价格提供咨询，抑或过度帮助来访者。这会使对方产生一种被轻视感，潜意识里觉得咨询师瞧不起他。

也有些咨询师刚好相反，一次咨询动辄收费成千上万。对于这样的咨询师，我建议要谨慎一些，多去了解他的受训背景。通常来说，这样的人不是我们真正的同行，而是打着助人的幌子敛财的人。他们多半没有系统的受训背景，而且喜欢夸大、虚假宣传，比如头衔多得让人眼花缭乱，刻意贩卖焦虑，加重求助者的恐慌，承诺提供现实解决方案等。

我有几个来访者有过类似的遭遇，这对他们的伤害很大，甚至对真正的咨询师产生了敌意和怀疑，需要很长时间才能打消顾虑。

免费的问题

首先，天下没有免费的午餐。免费容易让来访者产生一种不被重视的感受，也会让咨询师的工作成效打折扣；有些来访者还会产生一种被贬低感。比如有些价值感比较低的来访者，总会觉得自己不值得拥有好的东西。如果咨询师给他免费，他表面上看起来挺高兴，但潜意识中却会激发"我不值得为自己花钱"的低自尊感，通俗来讲就是"我不值钱"，进而认为咨询师是在贬低他、看不起他。喜欢免费咨询的来访者，要么咨询动机不强，要么这本身就是问题所在。

其次，即使是针对低收入者、学生等群体，我也不建议免费（公益活动除外），但可以提供低价咨询。

低价的意义

低价不是凭感觉，跟哪个来访者投缘就打折，而是有统一清晰的标准。我在一段时期也推出过低价咨询——每周拿出三个名额，一次收费 100 元，针对 12~18 周岁的在校学生，要求提供在校证明，其他设置不变。

推出低价服务是咨询师的情怀，想要去帮助一些低收入群体，这是低价的意义。但我不建议价格特别低，比如象征性地收十块八块钱，这无异于免费，可以参考自己正常收费的 20%~30% 作为低价标准。

网络咨询与地面咨询的收费是否统一

如果你的网络咨询比地面咨询收费低，那说明你自身对网络咨询就不接纳，或者认为网络咨询效果较差或网络咨询不重要，是不得已而为之；而如果网络咨询比地面咨询收费高，则说明你很难把控网络方式，觉得它很难，很消耗你，很有挑战性。我的建议是收费标准统一，因为你付出的时间和精力都是一样的，越是统一，说明你的界限越清晰。从现实角度说，也避免了分门别类的麻烦。

设置内容详解：付费形式及其含义

单次后付费、单次预付费和月付费

个人执业的咨询师"单次后付费"最为常见。首先，这践行了"以来访者为中心"的理念，咨访关系相对开放，来访者可以自主决定下次是否还来。但这种方式也有缺点，即对亲密关系恐惧的来访者很容易"逃离"。此外，由于不知道当下的咨询是不是最后一次，有些咨询师会充满压力，容易"过度助人"，而对有些来访者而言，似乎拥有了足够的主动权去"测试"咨询师。后付费也容易导致来访者拖延付费、遗忘付费，或付费时间不一致。尽管这些可以在咨询中进行探讨，但也会成为不可控的现实因素。

而在机构平台中，"单次预付费"最常见，这会避免很多"扯皮"现象，特别是在咨询师与来访者人数众多的情况下，平台不需要去核查哪位咨询师的哪位来访者忘了付费等情况。单次预付费不仅保留了来访者的自主权，同时也给予了咨询师和平台踏实感。

还有的咨询师喜欢"阶段性后付费"，比如每月结算或每季度结算，看起来好像避免了单次付费的麻烦，但也会激发诸多动力，比如来访者可能会遗忘，给助理增加工作量。对于怕麻烦的来访者来说，这也是一种消耗。

关于付费方式，总体还是依照咨询师本人的习惯，毕竟咨询师心里踏实了，就不会为此分散精力，对咨询就会更加投入。但要切忌标准前后不一，比如有时规定先付费，有时后付费，有时月付费，甚至会临时改变收费方式等，这都是大忌。收费方式保持统一也是平等对待所有来访者的一种表现。

关于阶段性付费及优惠

有些咨询师不是单次收费，而是阶段性收费，比如一次收 10 次、

12 次或 25 次不等的费用，还会配合一定的优惠方式，通常有以下三种。

- 打折。比如单次收费 500 元，一次性缴费 10 次可优惠 500 元。
- 赠送同种服务。比如一次购买 10 次，赠送一次，相当于花 10 次的钱做 11 次咨询。
- 赠送其他服务，比如一次购买 10 次赠送 1 次测评或课程。

对此，业内的态度不一，有人反对，有人赞成，有人不置可否。我个人并不反对以上操作，甚至觉得这些方式比较符合我国国情，无非为了留住来访者，更好地服务来访者。但我必须强调一点，即在细节上一定要严谨，对所有来访者一视同仁，并以协议形式提前告知来访者。

我通常采用的方式是预付费，在初始访谈阶段（前五次咨询），一般是单次预付费，之后我会把主动权交给来访者，让对方选择是单次还是阶段预付费。基本上会有一半来访者选择单次预付费，另一半选择阶段性预付费。

初始访谈就像谈恋爱，双方是相对自由的，咨询师和来访者都可以根据评估随时离开，而后续咨询就意味着"结婚"，会牵扯到各种纠缠和暴露，更能反映彼此的内心，留在"婚姻"中就可以探索更多的可能性。

目前我的咨询服务包括 25 次、50 次和 100 次的"套餐"，如果来访者选择这种阶段性付费，我会有 5% 左右的优惠，但不会赠送其他"产品"（如课程），因为这可能存在人为制造多重关系的"嫌疑"，比起付费方式，多重关系的优先级更高。

这种收费方式也与我本人的需求有关。第一，预付费会增强我的确定感，便于安排咨询时间。我也曾采用过后付费的方式，但的确有来访者不付费或爽约，而爽约的时段我也没法约其他来访者；第二，阶段性付费会让来访者不容易逃离关系，有助于直面关系；第三，稳定而可控也是我本人的需要，我可以更好、更安心地照顾来访者。综上，我建议你也要清楚自身的情结所在。

最后补充一点，无论如何付费，签一份协议就好，不用单次付费签一次，改成阶段性付费再签一次，只需要在协议中注明"无论是单次咨询还是阶段性咨询，本协议均有效"。

支付方式

网上缴费的形式有很多，银行转账、微信、支付宝、商家支付都可以，建议以上方式都有所准备，以便来访者可以灵活选择。它们也都有记账本功能，转账的具体日期、转账人姓名、转账数额、备注等都相当清晰，可以保留存档以便核对。

关于支付方式，需要注意的是，应在协议中注明不得私自转账给助理或其他非协议中提供的账号。这种友善的提醒不仅是对来访者的关心，也是咨询师避免现实纠纷的凭据，在有人工助理的情况下，尤其要注意这一点。

关于发票和收据，根据你本人机构的注册情况有义务提供给来访者，至于税点，按照规定扣除即可。

网络咨询的一个弊端是无法收取现金。"现金"的含义很丰富，我讲一个故事来说明这一点。

　　我曾经有个地面来访者，一个青少年，他的父亲从来不给我转账汇款，而是每次都很认真地把现金装进信封，上面写上"冰老师辛苦了"之类的字样，然后双手递给我。我每次接过信封，都觉得"沉甸甸"的，好像里面除了人民币还有他的期待与重托，瞬间产生了一种强烈的责任感，以及压力——你看，这就是网络转账无法达到的效果。我也通过这样的付费方式感受到了孩子的压力及其父亲的掌控，他们的家庭氛围在付费时"活现"了。

阶段性咨询次数的四方核对

单次预付费不存在核对问题，而人工操作的阶段性咨询次数则是需要核对的。比如来访者一次性付费 100 次，就会在不同阶段问还剩下多少次咨询，这就要求咨询师有一个清晰的记录。

我使用的方法是四方核对：台历、咨询记录、与来访者的视频记录、助理的凭证记录。截至目前，我从来没有出现过错误，因为习惯已经养成——使用台历，按时做记录，保留每一条视频记录。其中，保留视频记录是最准确的方式。

而来访者的计次情况则要复杂一些，有的人会在每一次咨询时备注是第几次，有的人会在记事本上记录，也有人不在乎也不记录，而是完全相信我——不同来访者的态度也是很好的探索途径。

设置内容详解：退费及费用的调整

关于退费议题

退费只存在于预付费的情况，后付费不存在退费。

关于这一点，我的规定是，首次访谈（第一次咨询）之前，如果交了费是可以退的，其意义相当于还没有见面，还未建立咨访关系，来访者有权选择不见面。从第二次咨询开始，退费就是有条件的了，因为一旦认识，退费就变得有意义了，通常会涉及来访者对咨询师的不满，来访者同样有权选择离开，但不退费就有机会去谈论这部分，当然也有宁可不要咨询费也不再咨询的来访者，这时我就会把费用退还给他。

如果是阶段性咨询的退费，就更需要进行充分探讨。比如来访者一次性付费 25 次，到了第 17 次咨询时想要退费，那一定是你们的关系出了状况，比如出现了攻击、愤怒、羞耻感等，这才是你需要关注的重点。当然最终是否退费取决于你们双方的协商。我通常是不退的，对自己的选择负责是成年人的一种基本能力，我也会把这一点写进咨询协议里。

但要注意一点，如果是阶段性咨询，需要提前告知来访者剩余次数，咨询总次数越多越要留出时间来探讨，比如我会告诉来访者："我们的咨询还有 10 次，所以我们要沟通一下，在这 10 次之后我们是结束还是继续咨询？"

阶段性咨询提供了探讨分离议题的机会。这种探讨意义重大，有的来访者会直接告诉你是继续还是结束，有的来访者会对此很生气，有的则会拖到最后一次咨询才做决定。不同特质的来访者关于分离的主题也不同。是继续还是结束，为何继续，为何结束，如何继续，如何分离，咨询对来访者的影响，你们之间的咨访关系，等等，这些主题都会随着分离议题的探讨而浮现。对此，咨询师一定要慎重对待，毕竟"与重要客体的分离"是一件人生大事。

就这一点而言，阶段性付费不如单次付费的开放度高，单次付费的分离议题是由来访者提出的，而阶段性付费的分离议题则是设置使然。

费用的调整

随着咨询经验的增加和咨询技能的精进，咨询师提高收费标准也很正常。比如我本人最开始收费 400 元 / 次，后来提高到 600 元 / 次，现在是 800 元 / 次，以后也许还会调整。

那么，关于调价就存在两种方案：一种是统一调价，新老来访者统一涨价；另一种是区别对待，旧有的来访者按照原来的收费标准，新来访者执行新标准。具体选择哪种方案依据你本人的需求，如果你觉得第二种方案对新来访者不公平或者会导致自己对旧有的来访者不够上心，那就统一涨价，否则就可以考虑第二种方案，维持旧来访者的稳定感。

价格调整是一件极为敏感的事情，绝不能随心所欲。调价给来访者带来的影响绝不亚于地点的变换，需要在恰当的时机与每位来访者分别探讨，而不是让助理随意告知。必须关注到调价带给来访者的感受和情绪变化，这是调价的基本原则。

调价的时机也要慎重，可以选在重要节日，比如元旦、春节，至少要提前一个月告知来访者，以便你们有时间去讨论和适应。

即使你没有对旧来访者涨价，他们也能通过你的资料变动得知，只是有人会问，有人会假装不知情。没有对旧来访者涨价也会引发他们的情绪，比如有人会觉得自己"不配"，有人会庆幸，有人会愧疚，甚至有人会觉得你虚伪……而你也要敏感于自己态度的变化，比如对旧来访者是否一如既往地用心，对新旧来访者的态度是否有所区别，等等。

最后，建议把退费和涨价也写进协议，告知来访者存在这样的可能性。

设置内容详解：网络咨询协议的签署

关于网络咨询协议的签署，我经历了一个摸索的过程。我最早采用的是邮寄方式：先给来访者邮寄一份以确认内容，然后再邮寄一式两份我签名盖章后的，来访者收到后签上名再寄给我一份，双方各保留一份。优点是准确无误，缺点是耗时较长。

我也试过发传真，但传送过去的文件很容易模糊，有些条款看不清，因此不建议使用。我还尝试过将纸质版的协议签名盖章后拍照发给来访者，对方打印出照片后再签字拍照发给我，这免去了邮寄的麻烦，但也需要来访者打印照片，还是有些不便。

　　我现在采用的方式是直接把协议的电子版文件发给来访者，并把"咨询协议"的名称改为"咨询知情同意书"，对方只需回复"同意"字样即可，协议中也会注明"乙方同意效力等同于签字"。

　　最方便的还是平台的协议签署方式，完全在 App 上进行，来访者只需点击"确认"或"同意"即可。

　　本书附录中的协议是我通常使用的版本，比较精炼，供个人执业的咨询师参考。各位读者也可以参考各大平台的网上协议，会更加系统、详细。

设置内容详解：请假、遗忘、迟到、早退、超时

　　这些都属于在时间上"突破设置"，只不过其中请假更委婉一些。这几种行为，再加上经由的方式方法，含义十分丰富。譬如请假是在微信上语音留言，还是打电话、发文字信息？是向助理请假还是直接把信息发给你本人？是在第一次咨询时请假还是第四次？是偶尔请假还是经常请假，或者连续请假？

　　以上都是建立在设置统一的基础上的，如果没有设置，上述行为

都会失去意义。比如我会规定需提前 24 小时请假；即使来访者迟到也会按时结束；如果咨询师迟到，会补回时间或退还费用；不请假的缺席照常收费；协议是约束双方的，而非针对来访者的单边协议。相反，如果没有基本设置，也就不存在突破的情况，比如来访者迟到 10 分钟，这个时间你是顺延还是不顺延呢？

那么，来访者在时间上的"突破设置"分别代表什么含义呢？我简要介绍一下。

- **迟到**。引起关注；对暴露的羞耻；对上次咨询的不满；对咨询师的攻击；对即将袒露事件的迟疑；对咨询依赖的不允许；打破规则。
- **早退**。真正的早退不太常见，通常的表现为频频看表，问咨询师还有多久结束，坐立不安等，可能代表的含义有：对咨询不满；对敏感话题的羞耻；对关系浓度过高的排斥；对自己的表现不满；对咨询师态度的抵触；对所谈论议题的阻抗。
- **超时**。对咨询师的依赖；对本次咨询满意；想与咨询师多待一会儿；有重要感悟。
- **遗忘**。遗忘是最大的失误，需更重视，一般代表的含义有：后悔；没准备好面对；过度焦虑；害怕改变；对咨询关系恐惧……

与之相对，咨询师的迟到、早退、超时、遗忘同样意义重大，属于重大反移情见诸行动，需要去认真反思，背后的含义千差万别，不可一概而论。

比如，你可能会期待与某个来访者会面，却忘记与另一个来访者的会面；比如你可能会梦到某个来访者，或者在见某个来访者前刻意打扮；比如你会随意在某个来访者的时间段请假，却不会对另一个来访者如此；等等——咨询室之外的反移情要比咨询之中的反移情更加重要。

总体而言，咨询师的迟到和遗忘代表对这个来访者的不满、不重视或觉得压力太大；而超时则代表咨询师想给予太多，容易过度助人；早退代表某种厌倦和不耐烦，有的咨询师甚至会在咨询期间睡着……这些都说明你们的互动不够深入且生动。

咨询师面对以上种种，应持怎样的态度？我将在第 6 章具体阐述。

建议在初始访谈阶段，咨询师尽量不要请假，此时的稳定性是让来访者留下来的重中之重。即使有特殊情况，也要在一周内找到合适的时段调整，并最好提前 1~2 周与来访者当面协商而非发信息、打电话告知，尤其是对于有被抛弃创伤的来访者更要如此。

设置内容详解：网络来访者的地面咨询设置

我的协议中会有这样一条："长程来访者在咨询进行到第 20 次左右时可选择地面咨询"，但同时注明"非必选项"。有的咨询师会觉得，从来没见过来访者总是"差点意思"，但对我来说并非如此。甚至有的来访者跟我一起工作了两三年，我们也从未谋过面，我不认为这对咨询效果有很大影响。

初始访谈阶段，几乎没有来访者要求进行地面咨询。那些要求来访者参加面询的咨询师需要考虑自己对网络咨询的接纳度。

在我的经验中，第 20 次咨询或咨询进行半年左右，多数来访者会有想要靠近咨询师的愿望，来看看现实中的你与网络上的你有何差别，还有很多无法描述的情感想来当面核实，从而会要求进行地面咨询。这是非常有必要的，如果来访者主动提出，咨询师必须安排时间来满足。

对此，我会有详细的书面说明，内容包括：从机场、火车站、汽车站到工作室的具体路线；工作室周边的旅馆、餐馆、购物中心、景点；需要提前几天预约；可供来访者自由选择的时段；是单次面询，还是一天进行 2~3 次（可连续也可不连续），或者每天 1~2 次连续三天；等等。这给了来访者足够的自由和个性化满足。

前提是你一定要规划好自己的时段，我会把面询单独安排在一天，这一天不接待其他来访者。因为网络来访者通常距离较远，见面成本较高，既然来了就要留足时间，同时也确保我本人的精力。

关于网络来访者的面询，还有很多可以展开讨论的方面，比如肢体接触、参观工作室、在路上"偶遇"、逗留等等。除此之外，早到、迟到、超时等情况会更加突出——这一切都需要认真对待。由于本书重点在于初始访谈，基本不涉及面询，因此不再展开。

设置内容详解：对助理的要求

对助理的要求包括以下几点。

- 助理只能进行事务性回复，比如咨询师什么时候有时间，如何收费，如何签协议之类，不能进行干预性回复，而且回复必须简短直接。
- 助理要对所有来访者一视同仁。
- 助理不可直接收取或管理咨询费用，须有其他财务人员负责。
- 关于对助理的详细设置，可参考正规聘用人员合同诸条款。
- 助理需经培训才可上岗，与来访者互动最好有标准化的统一话术。
- 助理与来访者的所有互动都必须存档，助理应尽可能将来访者的原话无偏差地传达给咨询师，便于咨询师把握其内涵。

如今，越来越多的咨询师和平台开始使用机器人助理，机器人会严格按照程序进行操作，从而省去了一些麻烦。

设置内容详解：咨询师的自我展示

咨询师在平台或自己工作室的自我展示很重要，决定了来访者的第一印象，也决定了他是否会选择你。

关于咨询师的自我介绍，平台通常会有统一的要求和标准，其内容大致包括流派、擅长领域、学历学位、咨询经验 / 经历、受训背景、服务过的机构、收费标准、可选时段、督导时数、体验时数、咨询师寄语或视频、文章等。

当然，咨询师无须对上述内容逐一进行描述。我的总体建议是，在真实诚信的基础上，尽量把你的特色与风格展示出来。

自媒体时代，在平台入驻的咨询师如同大型超市的商品，没有特色是无人问津的，更不会有人付钱。这就需要你下一番功夫，而非笼统地介绍自己。譬如，如果你写的擅长领域是"亲子关系、伴侣关系、个人成长"之类，那基本等于没写——不仅太笼统，而且同质化特别严重，似乎大部分咨询师都可以这么描述自己。

你要静下心来思考自己擅长的究竟是什么，自己的咨询特色在哪里。建议从你接待过的来访者中寻觅灵感，从那些特别有感觉、效果又好的个案中总结，再结合你的兴趣与生活底蕴，所得出来的结果，就是你的风格。

并且，对擅长领域的描述越精细化越好，就好像医生不能说自己擅长"内科"或"呼吸内科"一样，而是要再精细一些。比如我本人的擅长领域是"亲密关系里的孤独感与内在小孩"，我还会对这两点再加以描述——什么是亲密关系里的孤独感？什么又是内在小孩？这样就可以非常精准地吸引到有这方面需求的来访者。

其他方面也是如此，比如目标来访者不要写"成年人""青少年"或"儿童"，而要写"30~45 岁的女性来访者"或者"有学习障碍的中学生""ADHD 儿童"等等。尽管你可能会觉得范围太窄吸引不到更多来访者，但今后的趋势一定是"精准"，你只需要吸引与自己最匹配的那部分来访者即可，所谓"弱水三千，只取一瓢"。当然，这就要求你在擅长的领域中安住下来，往纵深处耕耘。

"寄语"也是一个很好的自我展示的方式，不要说那些假大空的心灵鸡汤，什么"愿意陪伴""指路明灯""温暖港湾"之类的话，而是要发自内心自然地表达，如同你在咨询中对来访者的深度共情，比如"我能理解你被困扰了很久，也尝试了力所能及的一切方法，却没有达到预期；现在我很愿意陪你走一段，去看看那些无助背后有怎样的希望，而不是让你独自承受痛苦"。

另外，一些硬件指标绝不能弄虚作假，比如督导时数、学历学位证书、体验时数、受训背景、咨询时长等。如果你是来访者，你的咨询师不真诚，那他绝无法引领你看见真相。

需要特别强调的是，仅仅是你对上述内容的思考过程就很有意义，建议你每隔一段时间反思一下，反思你的咨询经历、你的来访者、你本人的心路历程，等等。这是一个很好的自我觉察过程，有助于你最终确认自己的定位，走上一条有自己鲜明特色的道路，而不是人云亦云，随波逐流。

设置内容详解：对突破设置的一点思考

在我的咨询经历中，很多疗愈恰恰发生在突破设置之后。在来访者面临突发事件的压力或突破了他与咨询师的设置时（后者象征"他做了不该做的事情"），咨询师最能够展示某种真实的态度。

在那个时候，即使咨询师会承受来自专业角色的压力，也依然会站在来访者那一边。共同面对规则和压力是一种善良的扶持，也是一种本能的爱。就像当孩子被人欺负时，母亲会毅然决然地站在孩子那边一样，这对来访者有很强的疗愈功能。

比如，有个产妇在产房特别痛苦，承受着身体和心理的双重痛苦，此时有个护士坐下来拍了拍她的肩膀，对她说"在我肩上靠一会儿吧"。那一刻，产妇被一种人性的力量支持到了——对方不再是护士，她也不再是产妇，两颗纯粹的心碰撞在一起。

比如，有一次，我正在和一个三岁的小女孩进行游戏治疗，楼上突然传来刺耳的电锯声，小女孩一下子被吓蒙了。刹那间，我扔掉玩具抱住了她，小女孩趴在我肩上哭了起来。

再比如，下暴雨的时候，我会应来访者要求，去小区门口给他送伞；为了不让来访者一时冲动辞去工作，我会给他提供休假证明；如果来访者给我发信息说要做出很危险的行为，我会给他回电话进行干预；当来访者突然生病或家中有急事而爽约时，我不会收取当次咨询的费用；在地面咨询中，面对崩溃自伤的少年，我会按住他的手把他抱住；在网络咨询中，当屏幕那头的来访者被伴侣施暴，我会大声呵斥制止对方……

这样的时刻，就属于人与人之间的"相遇时刻"，尽管看起来违背了所谓"中立"的设置，但却还原了人性的光辉。我经历过非常多类似的相遇时刻，那一刻没有什么阻抗、防御，更没有分析，有的仅仅是最原始的爱。

多年以后，来访者可能会忘记咨询内容和咨询设置，但对"相遇时刻"总是会铭记在心，这难道不是最大的疗愈吗？

因此，设置的意义就在于突破设置时，咨询师释放的是善意还是恶意。如果是恶意，对来访者就是毁灭性的打击；如果是善意，对来访者则是莫大的抚慰。

关于设置，咨询师都会面临不可调和的冲突：一面是冰冷的协议，另一面是善意的人性。

附件一

心理咨询知情同意书

尊敬的来访者：

　　您好！

　　请仔细阅读本知情同意书，并确保完全自愿和同意。

　　（以下"来访者""您"特指您本人，"双方"指您和您的咨询师。）

　　1. 未经允许，双方禁止录音、录像。

　　2. 未经来访者同意，咨询师不得将来访者的真实资料用于其他场合。

　　3. 咨询期间，双方不可以有现实交往（需双向屏蔽微信朋友圈），不对彼此咨询时段外的任何现实事件负责。

4. 来访者直接私信助理沟通所有咨询事宜，助理只负责工作协调，不得以任何形式对来访者进行干预，也没有义务解答来访者的心理困惑。

5. 来访者须提前 24 小时付费，可选择您方便的银行账号、微信账号、支付宝账号等，并保留转账明细或网络凭证，一经缴纳概不退费。

6. 建议先咨询 1~4 次感受彼此的匹配度，完全尊重自己的感觉和选择，之后可选择阶段性付费，也可继续选择单次付费，依据您本人意愿。

7. 为了您的利益，请不要直接汇款给咨询师本人或助理。

8. 来访者须将任何形式的缴费信息截屏，作为凭证发给助理存档，咨询师据此预留时间段。

9. 咨询师需至少提前 24 小时向来访者请假，并告知助理。若咨询师迟到或缺席，来访者有权要求咨询师免费补齐迟到、缺席的时长。

10. 来访者需至少提前 24 小时向咨询师请假，并告知助理。若来访者迟到或缺席，咨询将仍在原定时间结束，不退还相应的咨询费用。

11. 助理会在每次咨询前 24 小时发信息提醒来访者和咨询师，并提醒缴费、确认时间段，敬请配合。

12. 咨询频率和时长：每周 1~2 次；每次 50 分钟。

13. 网络咨询只接受视频咨询，双方须提前测试网络信号和网络环境。来访者按照约定时间直接给咨询师拨过去即可。

14. 在阅读完本知情同意书后，与助理确认您的咨询师姓名、咨询费用、咨询时段、咨询次数、联系方式等。

15. 建议在阶段咨询结束前，与咨询师充分讨论结束和分离。

16. 建议在网络咨询进行到第 20 次左右的时候，面询一次（非必选项）。

17. 本知情同意书、对话截屏证明均有法律效力，是任何纠纷的依据。

18. 其他任何特殊情况，都需要来访者与咨询师沟通商定。

以上您是否全部阅读并同意？请通过任何对话方式告知助理，并截屏存档。

祝愿您能找到匹配的咨询师，获得稳定的咨询体验。

冰千里心理工作室

附件二
关于青少年心理咨询的说明

1. 视频咨询适合的年龄段为 12~18 岁，地面咨询适合的年龄段为 3~18 岁。

2. 咨询必须征得孩子本人的同意。

3. 第一次为父母访谈，60分钟（其余都是50分钟），重点了解孩子的成长史及家庭背景；孩子无须参加，父母双方或其中一方参与即可。

4. 首次访谈中，咨询师会介绍与孩子一起工作的基本流程与设置，并与您商议家长会谈的频次，一般每咨询3~5次与家长集中访谈一次。

5. 其余咨询时段完全属于孩子本人，家长不得参与，并尽量少询问孩子咨询内容，尊重孩子的隐私权。

6. 首次访谈外的家长会谈会简单涉及咨询师对孩子的理解，以及针对父母态度调整的建议。

7. 视频咨询建议孩子用自己的通信工具，在单独安静的环境中进行，并保证网络信号通畅。

8. 在咨询时段以外，家长可以给咨询师发信息，但除特殊情况外，咨询师不会回复，这也是为咨询效果考虑。

9. 如遇紧急情况（孩子处于自杀风险或极度崩溃中），家长可随时联系咨询师，咨询师可协助家长对孩子进行危机干预。

10. 以上访谈均正常收费。

11. 本说明是知情同意书的补充，两者冲突时，以知情同意书内容为准。

冰千里心理工作室

第 6 章

首次咨询中各类突发事件的应对态度

我在第 1 章中简要提到过这四个主题，本章将按时间线对它们进行详细解读。

咨询师的继续准备

如果你前面的工作做得很到位，首次视频前的准备工作就会简单很多。你可以提前 5~10 分钟坐到座位上，也可以多提前一会儿。比如第一次见某位来访者时，我会提前 5~10 分钟，以后随着关系的深入，可能提前 3~5 分钟即可，提前到位主要是为了查看上次的咨询记录并反思。

现实层面的准备

你需要继续调试设备，测试网络。如果出现特殊情况，比如网络故障，除非实在无法解决，原则上你必须要与来访者见面。曾经有个新手咨询师，因为路由器故障又舍不得用流量，就找借口推掉了咨询。这是一种非常低级的错误，不仅会激发来访者产生被贬低感和被抛弃感，还反映出咨询师本人对所从事职业的不尊重。对此，我有以下三个建议。

- **准备全套设备**。开通流量包，准备充足的流量；检查 Wi-Fi 信号是否满格；检查视频设备电量是否充足，是否调至飞行模式；检查耳机是否正常；检查空间是否安静，光线是否合适，是否关好门窗等，并要有备用电池或电源。

- **拥有一个专业技术顾问是个不错的选择。**我有一个同学对电子设备很精通，我遇到的好几次突发状况都是他帮忙解决的，前提是我能随时联系到他。当然，如果你是在第三方平台上咨询，一般都会有专门的技术人员，会省心不少。

- **接纳因特殊情况而产生的焦虑。**要知道，你准备得再充分也不可能做到万无一失。突发事件甚至是人生常态，更别说是在一次网络咨询中了——从更大的视角来看，就不会过度自责和慌张。你只需设法通知来访者你这边出了点问题，需要时间调整，其他按照设置进行即可。等调试好设备、接通后再讨论对他的影响。突发事件一定会产生影响且必须谈及，尤其是对于首次视频，这是一种很重要的态度。

心理层面的准备

心理层面的准备主要包括以下几个方面。

- 在调试好设备后，用开始前的几分钟回忆你们之前的任何互动，包括来访者和助理的互动，以及你掌握的基本资料，思考见这个人之前的印象和感受，并觉察自己的情绪状态。我在前面讲过，咨询从联系的那一刻就开始了。

- 想象这个人的艰难。没有谁会无故花钱找陌生人聊天，他在找到你之前一定经历了很多不易，仅此一点，你就该敬畏这场生命的遇见。这样的想象有两个作用：（1）让你提前进入共情状态，拉近与来访者心与心的距离；（2）让你从现实层面转向心灵层面，毕竟心理咨询是在心灵层面工作的，现实只是背景。

- 想象他就在你的眼前，此刻只有你和他。这样的联想会极大丰富"相遇"的本质。现实中很多人看似在一起，但心与心的距离实则很远，或彼此都带着防备；而真正的相遇是需要共鸣的，需要摘掉面具或"去角色"，是没有了身份、职业及世俗评判的遇见。你要成为来访者的"相遇之人"。关于心灵相遇，后面章节会有更多介绍。

- 觉察以上这些想象。这是你们见面之前的反移情，也许这就是来访者无意识给你留下的印象，随着咨询的推进，这些反移情会逐一得到验证。验证的过程也是一个探索的过程，比如你原本觉得他是一个蜷缩在角落里的人，见面后却觉得他很开朗，这种反差也许是来访者采用的"策略"，也许是你自己的"投射"，无论如何，都有助于你们觉察彼此。

如何应对来访者的特殊要求

当来访者突然要求用语音或文字咨询

有些来访者在即将见面前会突然不想视频咨询，而是要求用语音或文字进行，其中的含义不难理解——这是一种防御，防御的可能是焦虑与羞耻。特别是对于一些没有咨询经历的来访者，即使准备了很久，真正见面时也还是会紧张，紧张到一定程度就会想要放弃；或者对即将袒露脆弱感到羞耻，为了缓解这种情绪，就需要更"隐蔽"的方式，而最便利的隐蔽方式莫过于不开摄像头。

此刻，咨询师要做的很简单：在尊重来访者需要与维护设置之间取得平衡。

我通常的做法是，发信息告诉来访者，视频咨询的效果会更好，如果他仍然不同意，我会退一步说："你可以挡住自己的摄像头，这样你可以看到我。"来访者通常会同意这样做，因为令他不安的原因——第一，不愿自己被咨询师看到；第二，咨询师不是他想象中的样子——得到了解决。单向视频同时满足了这两点，但前提是你要有很强的定力，毕竟看不到对方却被对方看到的感觉会有些别扭。

当然，仍然会有来访者坚持语音或打字，我也会同意。无须在首次视频的细节上过度纠缠，我有一些来访者就是这样开始的——从第一次或前几次的文字、语音咨询慢慢转为视频咨询，满足他的需求本身就是在提升他的安全感，安全感提升了，自然也就不害怕见你了。

无论是语音还是打字咨询，一开始我都会与来访者讨论一下这个问题，而不是回避，比如，"为什么你想语音或打字呢？"这种友善的询问也是一种关心，来访者会感到原来这件"小事"在你眼中也是有意义的。当然你不能直接说"这是你的防御，防御的是焦虑感"之类的话，这样的分析除了让来访者远离你，没有任何价值。

有的来访者可能会推托说"我的网络不好"或"我也不太清楚是怎么回事"或坦陈"我有些紧张"。无论如何，这个话题谈到这里就可以了，简单回复"哦"或"好的"就行，无须再深究。

而且，无论是语音还是打字，我的态度都始终如一：依然会坐在同样的位置，依然会把手机固定在支架上，保持视频咨询时的状态。有的咨询师可能会觉得语音咨询更轻松，可以随意些，于是就拿着手机半躺着或来回走动，这些做法都是不合适的，反映了你本人潜意识里的不重视或紧张。

如果接下来几次的咨询，来访者还是这样要求，就不用再提醒，满足他的意愿就好，但要知道这些都是他的防御策略，迟早要去触及。

来访者迟到与遗忘

我在第 5 章谈到了迟到与遗忘等行为的含义，总体都属于"阻抗行为"，都与来访者的内心冲突有关。比如想见又不想见，高兴又羞耻等，也可能是在测试咨询师："我迟到一会儿，看看咨询师会不会记得。"

这个时候，无论来访者阻抗的是什么，都要放到第二位，最重要的仍然是咨询师的态度。

一般我会在来访者迟到五分钟左右发消息提醒他："你好，可以开始了吗？"仅仅这几个字就足够了，他就会知道你在等他；如果迟到一分钟就提醒，来访者会觉得你"不耐受"，而超过五分钟再提醒则会激发来访者产生不被重视感。

在这种情况下，如果你有来访者的联系方式，就直接联系他，不要再通过第三方平台或助理。对方有可能回复你也有可能不回复。如果对方没有回复，就继续等待而不是主动拨过去，另外结束时也要等来访者挂掉视频而不是你先挂断。总之，把主动权交给来访者，就像地面咨询时来访者有权选择何时走进或离开咨询室一样。

如果来访者迟到，我也会按时结束，而不会顺延。无论来访者是迟到 3 分钟还是 30 分钟，抑或完全遗忘，我都会等够 50 分钟再离开。当然费用是不退的，但我也不会告诉来访者我一直在等他，那会让他有愧疚感。

那么这 50 分钟就傻等着吗？当然不是，这其实是一个很好的练习想象技术的时机，也是一个很好的自我觉察的时机。在这段时间里，我会对这名来访者进行各种自由联想，而不是去做别的事情。随着关系的深入，后期我会适时告诉他我在等他，那样会极大增强我们的亲密度，因为在现实中很少有人会如此待他。

事实上，等一个不知道何时来的人，内心会涌现诸多感受，大致可分为两部分：一部分是被来访者激发出的情感，如生气、受挫、沮丧，另一部分是自己的情绪。对此进行觉察和反思有时比咨询本身更"耗电"，但却很值得。如今这样的时刻太少了，我们没时间同自己在一起，也没时间去等一个人。

最终，因遗忘而缺席的来访者都会说"对不起，我忘了"，你回复"哦，知道了"即可。尽管背后的含义很丰富，但首次咨询时不必穷追不舍，记录下来，保留想象就好，来访者多半会在后面主动提起，可以到时再讨论。另外，不能因来访者缺席就不做咨询记录，根据我的经验，将这些想象与反思记录下来很有必要，它们也很珍贵。

来访者提前到场

有的来访者可能会提前给你拨打视频，其含义往往与迟到相反：可能是迫不及待想见到你；改变的动机较强；最近压力太大、急需倾诉；等等。总体来说，提前是一种积极的动力。

对此，我的应对态度是，如果提前超过五分钟，我通常是不会接的，但提前三分钟以内的视频通话我会接。若来访者问起，我一般会说"看起来你很想快点见面"，不要追问"为什么你要提前咨询，你心里是怎么想的"。没必要增强来访者的防备，也没必要谈论你本人的感受。来访者通常会开始讲述自己的故事。在接下来的咨询中，我会始终坚持这个原则，并酌情与来访者讨论，但首次咨询没必要讨论这些，除非来访者很想谈论。

接通视频（正式见面）后如何缓解焦虑

你们终于见面了！接通视频后的第一印象至关重要，我称之为"视频第一眼"。"第一眼"就是第一感觉，它几乎来自本能；"第一眼"的重要性甚至大于所谈内容。你要反复咀嚼这种感受，咨询师的感受性与敏感度优先于其他态度。

接听时间的把握

我会在铃声响两三下后再接听，不会第一时间接或铃声响了五六声才接。如同地面来访者的敲门声，不难想象不管是对方敲门声未落你就迫不及待地开门，还是对方敲半天你才开门，对方的感受都不会太好。前者表示你很急切，这会让来访者更加紧张，后者则会让来访者觉得不被重视。

心理咨询是一项非常细腻的工作，要在细节上见真功夫。对细节的处理做得好的莫过于英国心理学家唐纳德·温尼科特（Donald Winnicott），他有一个特别的天赋，即能感知到来访者穿过长廊来到咨询室门口。就在来访者抬起手将要敲门的那一刻，温尼科特刚好把门打开，与来访者四目相对，这就是"心照不宣的遇见"，是一种"拐角遇见"的美丽，一切不早不迟，刚刚好，这个细节美妙得难以言说，本身就是对来访者的疗愈。也许我们没有温尼科特这般神奇的天赋，但至少可以做到尽量在细节上关爱对方。

缓解 "第一眼焦虑"

第一印象之所以重要，与 "第一眼焦虑" 的存在密不可分。任何求助者在即将暴露自己给陌生人时都会感到焦虑。所以，缓解第一眼焦虑就成了首次访谈最重要的环节，特别是前 10~20 分钟。

第一眼对视时，双方可能会有短暂的沉默，尽管只有一两秒钟，但却很重要，双方都在用眼神告诉对方："嗯，这就是我。" 这是一种确认。如果来访者不开口，建议咨询师先打招呼。有的经典精神分析取向的咨询师绝不开口讲第一句话，而经验告诉我，这根本没必要。

主动打招呼是缓解焦虑最好的方式，但此时又面临这样一个问题：你怎么称呼来访者？

永远记住，什么也不要称呼他。

不要觉得知道他的网名或真实姓名就可以直呼其名，也不要称他为 "某某先生" "某某女士"，更不要称呼对方的职务角色。有几位来访者曾告诉我，前任咨询师经常称呼他们 "张老师" "李主任" 之类，这让他们很不舒服。心理咨询针对的是某个人，而不是某个社会角色。如果你觉得没有称呼实在别扭，大可以问 "我该怎么称呼你"，但最好不要这么问。

姓名是父母所起，这就会涉及原生家庭。名字包含了很复杂的情感体验，有人讨厌别人直呼其名，有人则改了父母所取的名字，有人甚至连姓氏都改了，所以我们直接说 "你好" 即可。

接下来，你可以主动询问 "怎么样，我的画面和声音还清楚吗"，而不是问"请问有什么可以帮你的"或"你找我有什么问题吗"，这也是网络咨询区别于地面咨询的重点。你首先要关注现实层面的通话质量，而不是单刀直入地发问。前者能够缓解焦虑，而后者却会强化焦虑。

关注通话质量会使你与来访者保持同频，如果来访者回答说"信号好像不太好"，那你需要耐心指导他，比如"试着离路由器近一些，把电脑换成手机，把声音调大一些"。看起来你们是在讨论现实问题，实际上却是在关系中互动。记住，良好关系的建立恰恰不是在正式讨论问题时，而正是在这类不起眼的"小事情"上。

将心比心，千万不要一边冷眼旁观来访者一个人着急，一边想象他此刻的内心是怎样的，是否有过类似情形等。这样的行为一点儿人情味都没有。

另外，关于视频中对方是否只露一半脸，或者是否戴帽子、口罩、墨镜等，也都有其含义，但你绝不能直接问"你为什么戴着口罩"。相反，你所持的态度应是：这根本就不是问题。就算来访者主动解释如"最近有点感冒，所以……"，你也要将其正常化，"哦，好的"——一句简单的回复即可。这些"小事件时刻"会让对方感觉到"这没什么""我怎么样都是可以的"——这就是在缓解第一眼焦虑。

咨询师信号不好

反过来，如果你的网络出了问题或遇到其他特殊情况，该如何应对呢？很简单，你怎么对待来访者，就怎么对待自己：平静而坦诚。

我举一个反面例子来说明这一点。

我本人曾找过一位网络体验师（我是来访者），在第二次咨询中，大约开始五分钟后，他那边突然没了影像，两分钟后，他重新拨了过来。但我明显感觉到他的状态跟刚才有所不同，于是就问他怎么了，他并没有回答，而是反问我："刚刚你看不见我，是什么感受？"这句话一下子把我问懵了，我只好回答："没什么感受，我只是想知道怎么突然断线了？"而他却又说："在你的印象中，有没有经历过什么重要的客体突然消失？"我哭笑不得，又有些愤怒，说："此刻，我不希望你问我有什么感受，而只想知道事实。"他这才告诉我刚才是他的手机没电了，并且说"我给你延长 10 分钟"，我表示不用，但他坚持要这样做。后来，我再也没有找过这位体验师，因为我不想花钱去安抚他的情绪，更不想把时间浪费在缓解他的愧疚上。

来访者也要记住，如果你觉得需要特别照顾你的咨询师，那要么你是个照顾型人格的人，要么就是咨询师传递给你的"责任"。

来访者咨询地点的含义及咨询师的应对态度

有条件的来访者通常都会找一个网络信号好的独立空间，比如书房、卧室、客厅、办公室或自己的车里。

也有一些来访者会选择其他地点，我见过的有咖啡厅、快餐店、公园、医院、马路边、楼梯间、父母家、湖边、山上、田野甚至厕所等。这些地点的状况很复杂，比如信号不稳定，会有他人轻易闯入；或者来访者不够专注，比如会边吃边讲，边走边讲，边做家务边讲，边照顾孩子边讲……

以上表现大概有五种含义：

- 象征关系中的心理空间被压缩或受限，感到被捆绑、被控制；
- 边界紊乱，自我容易淹没在关系中，活不出自己的价值感；
- 对靠近、亲密感到恐惧，有情感的隔离，特别是与异性之间，用"他人"来避免与咨询师单独在一起；
- 无意识让你看到他，渴望被理解、被认可、被重视；
- 无意识测试你对他"当下的状态"是否接纳、允许。

对此，你可以用以下态度进行应对。

- 不进行分析，仅仅表示"知道"即可，背后的动力是"不够好也是被允许的"。
- 传递"对来访者有什么影响"而不是"对自己有什么影响"的态度，背后的动力是"重视"。让对方感受到"在意"而非打扰，比如问"你觉得这地方对自己有影响吗"。
- 如果的确太嘈杂，就要如实反馈并征询对方的意见，比如"我听不到你说话，你觉得怎么办合适呢"，背后的动力是"坦诚并以来访者为中心"。
- 做好详细记录，把所有情况连同你的感受统统记录下来，以便后续在恰当时机进行探讨。

第 7 章

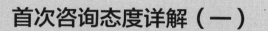

首次咨询态度详解（一）

首次咨询的重要性

首次咨询之所以如此重要，主要基于以下两点：第一，直接关系到来访者是否会继续找你咨询；第二，是关系联盟建立的基石。

长程咨询中的首次咨询可被称为"最重要的事件"之一，一两年后，当你们回首一起走过的点点滴滴，第一次相遇的那些场景会历历在目，很多来访者会百感交集，感慨万千。

首次咨询的关键依然在于咨询师的态度。下面，我将把这些态度一一拆解开，清晰呈现出来。

理解来访者的咨询焦虑

缓解来访者的焦虑必须从细微处做起，如同第 6 章讲的如何接听视频、如何应对来访者的特殊要求，等等，网络咨询最不可控之处就是"变化"，但变化恰恰也给了咨询师工作的机会，成为化解来访者焦虑的关键点。

来访者的焦虑大致分为两种：一种源自痛苦本身，一种源自将这些痛苦说出来。

换位思考一下就能明白，把痛苦说出来很容易让人焦虑。世上不

115

存在绝对的强者，每个人都有自己的内在小孩，也都有软肋，任何的强大都是不碰触"软肋"的强大。

把主动权交给来访者

焦虑的背后是警惕和防备，警惕的是脆弱被看见之后的危险。这里很奇怪：来访者既想要袒露自己，又害怕袒露自己。这种矛盾就是来访者焦虑的源头。

那么，此时，让来访者自己决定说什么、怎么说、说多少、何时开始、何时结束，就是咨询师的首要态度——把主动权交给来访者，而不是由咨询师主导咨询。

当来访者诉说他的故事、苦恼与困惑时，尽量不要打断他，你的好奇心再强烈也要克制住，因为此时，他的情感是流动的。不管他的表情是平静还是抓狂，语言是流畅还是时断时续，只要他还在讲述，你就不要打断他——一个生命有权决定用何种方式展示自己。

比如，当来访者说"在我五岁那年，发生了一件让我很难过的事情，不知道为什么，我被母亲送到了乡下的一个亲戚家……"，此时你只需要点头或简单地回答"嗯"表示知道就可以，不要一个劲地问"那时你父母的感情怎么样""这亲戚和你是什么关系""乡下离你家有多远""你何时回到父母身边的"，等等。

再比如，当来访者讲述他的孩子如何厌学，如何通宵上网时，你最好不要追问"孩子多大，玩什么游戏"，也不要问来访者是怎么做的之类的问题。这些细节不是不重要，而是没有必要在首次咨询中就迫不及待地探询，因为这会激活来访者的戒备心与愧疚感。

"好为人师"是新手咨询师和善于讲课的咨询师的软肋，他们总想做点什么、说点什么，否则就会觉得没有帮到来访者，因此会更加积极主动，会打断来访者说话，会经常提问以及"运用各种技术"，这是极不明智的。

特别是在首次咨询中，你需要给予来访者自由的空间，你的主动出击不仅起不到促进作用，反而会推开来访者，拉远咨访双方的关系。而这样做，多半是出于你本人的需要，会让你觉得自己很"尽责"，做到了一个心理咨询师"应该做的"，但事实上，你只是在徒增来访者的焦虑。

不要刻意收集资料

可能你已经学了很多收集资料、提问、共情、分析的技巧，但尽量不要试图去展示这些"技巧"。

我是医学院毕业的，实习时每天都会写大量的病历，还会跑去患者床头问诊，询问患者的年龄、民族、既往病史、遗传病史等。事实上，病历式的收集资料相当枯燥，医生不需要对患者产生感情，更不会关注患者的内心世界，甚至都不记得他们的名字，只记得病房号、床位号，好像与患者之间就只存在病房里与病房外两个维度。

从事心理咨询后我才知道，那些病历、检查、诊断都属于"符号"，都是没有情感的，也不属于我与患者的关系。因此，我不会主动收集来访者的基本资料，甚至有的来访者直到咨询全程结束我也不知道他的名字，而这丝毫不影响咨询。在我看来，来访者对自己隐私的暴露拥有绝对的主动权，并且来访者暴露隐私的角度、时间、程度等也能反映其内在动力和关系模式。

来访者不是来受讯的。很多来访者都是因咨询师机器人般的询问而脱落的。家庭状况、从事职业、孩子年龄、父母年龄等方面的问题都属于教科书式询问。没人愿意对着一台机器讲话，换位思考，若你被这样对待也一定会不开心。

基本信息方面，来访者会在讲述过程中自然谈及，你不动声色就可以完成收集过程——写咨询记录时自然就回忆起来了。为数不多的提问也要点到为止，绝非系统问答。

不要固化对来访者的评估和概念化

心理咨询评估就是所谓的"个案概念化"，我认为这只是咨询师对来访者理解之后的总结，有着很强的个性化特征，没有统一标准。

很多教科书会列出详细的步骤教你如何将个案概念化。要知道，这一切都是理论，是为了让你形成一种看待生命的思维方式，而不是让你照搬照抄。

作为咨询师，要有自己的独立思维，有自己感受生命的方式，即使是弗洛伊德、荣格的评估，对你也只是参考。一个人对另一个人的理解具有不可替代性，你的风格就是你个案概念化的标准，只是需要督导老师从另一个视角协助你完善内容和形式而已。

我本人对来访者的评估和概念化会比较感性，更注重彼此之间所有的互动细节与情感表露，以及我观察到的背后动机与冲突。比如我觉得某个来访者是一个"对与异性目光接触十分敏感且会躲闪的人"，某个来访者"对亲密关系有着本能的抗拒和排斥，但又时刻想要依赖他人"——这里没有出现惯用的"依恋模式""人格水平""防御类型"等专业字眼，而仅仅是我个人的理解，这就是我概念化的一部分。

另外，每当你想起某位来访者，脑海中浮现出的他的样子（气质、性格、特别之处），再加上你想起他时的心情（开心、沮丧、压力），这些其实就是很好的个案概念化。他在你心中的形象就是你的评估，你要相信这种感觉，记住，任何督导老师都没有你了解你的来访者。

评估没有对错之分，如果有人说你对来访者的理解有误，那很可能是他的分别心使然。评估与概念化只反映你与来访者独特的关系状态，就好像你认识某个人也没有所谓的对错，而只是在这个时候遇见了他，并且你们之间的关系无可替代，无论是否愿意，都会与对方产生交集。

很明显，评估与概念化是会改变的。在第 5 次、第 15 次和第 50 次咨询时，你对来访者的印象是不一样的，不存在一成不变的关系。

关于个案评估与概念化，已有大量的书籍论述，它们也不是我要谈论的重点。我想强调的是，任何对来访者的评估、假设和概念化，都不要固化，更不要当着他的面对他进行"概念化"，因为人性是不可以被当作一个"概念"的。你只需默默在心里假设并做好记录就好。

如果你看过著名美剧《扪心问诊》，了解片中咨询师的做法，就一定要反其道而行之。影片中咨询师对来访者说的绝大部分话都是为了收视率和观影效果，都应该是咨询师的心理活动，现实中绝不可以对来访者说出来。

关注情绪与情感而非事件

在首次访谈中，尽量不要在来访者讲述的事件上纠缠；来访者越是谈论事件，你越要把重点放在他的情感以及当下的情绪上。来访者需要帮助的不是事件，而是因事件而感受到的痛苦。

比如，有位来访者告诉你："孩子太令我头疼了，好几个月不去学校，老师前几天又催，马上就要中考了，我可怎么办呀？"这时，不要问"他为什么辍学了""他每天在家里做什么""老师催什么""孩子还参加中考吗"之类的问题，而是回应"唉，那你一定很着急，能再多说一点吗"。这种提问本身就是一种共情：你看到了一位母亲的焦急，表达了关注，同时又鼓励她多袒露一些。这比直接的提问效果要好很多。如果你直接问"你能再说一点吗"，就会显得很突兀，来访者也会觉得自己表达了那么多焦虑，都没有被看到，咨询师不关心自己。你更不要真的去提建议，"我可怎么办"只是一种焦虑的表达，不是真的让咨询师出主意，事实上，你也不知道该怎么办。

很多时候，"关注"并不表现在提问和反馈上，而是通过诸多非语言行为传递出来。比如"关切的眼神"与"只是看着"两者的含义就完全不同；同样，关切的眼神与心疼的眼神、好奇的眼神也各不相同。我们的语气词也很有意思，比如"嗯""哦""啊""噢"传递的含义也不同，即便是同一个语气词，如"嗯"，声调不同，含义也不同。你试一下就会发现，一声代表你在听，二声就代表惊讶、怀疑或不确定，三声代表"怎么会这样"，四声代表认可与确定。

所以，很多时候你不需要过多使用语言，仅仅是语气词就能够表达你在关注来访者，并传递关注的重点。

同样地，不同的面部表情、行为也会传递不同的情感：眉毛紧缩、上扬，嘴唇紧闭，眼神下垂，头部转动，耸肩，抬手，后仰，前倾，喝水，咳嗽，清嗓子，捋头发，动喉结，咽口水，摸耳朵……在网络咨询中，这样的微表情、微动作、微语言都在传递某种关注和态度，而整个咨询过程都是由这种小的细节组成的。一个有经验的咨询师会时刻注意来访者的这些动作，也会时刻注意自己的这些动作。这些都是可以训练的，但天赋的确存在——我本人就对这些细节十分敏感，所以我使用的语言就相对较少。

由此可以看出，我们与来访者的"相遇"绝不会因网络而减少；相反，网络让我们能够更"生动地在一起"。本章最后是我对"相遇"的详细描述。

因人而异

心理咨询最大的特点就是不可复制性，每对咨访关系都是独一无二的存在。即使是同一名咨询师，与不同的来访者也会形成不同的场域、风格和互动模式，而这些甚至在不同阶段也会有所不同，比如，咨询师在第 2 次和第 10 次咨询时是"两个不同的人"。

就这一点来说，没有任何理论可以涵盖咨询的所有内容，同时基于保密原则，每次会面都独属于你们两个人，即便是督导过程也无法完全还原那一刻的发生。这不是局限，而是人性的复杂多变，是情感的丰富流动。

关系只存在于当下，没有人可以两次踏入同一条河流，除非时间静止。

我想说的是，面对不同的来访者，咨询师应采用的态度是完全不同的。比如面对健康的群体，你可以沉默，多使用眼神和表情，因为他们是敏感的，会反思，而且能够耐受沉默。而同样的态度就不适用于人格障碍群体，甚至会起到反作用——他们会把沉默当作蔑视，一分钟也无法忍受；他们也无法觉察微表情的传递，因此你的设置需要更加牢固。而面对精神病性患者，你则必须进入他的世界，设置的意义并不大，甚至他们根本就不适合网络咨询。

当然，以上关于咨询师态度的建议都只是参考，我谈及的也更多是针对心灵探索类型的来访者。切记，最有价值的参考不是哪一种理论、哪一种技术、哪一本书或哪一位老师，而是你与来访者在那一刻的互动本身——那一刻，唯有你和他是可靠的老师。这也是你的咨询风格渐渐形成的基础。

关于咨询师的自我暴露

在首次咨询中，来访者很可能会对咨询师产生好奇，会问一些问题，这很正常。对于一些涉及隐私的问题，我的态度是有些需要回答，有些则不能回答。诸如"你结婚了吗""你有孩子吗""你喜欢写作吗""你多大年龄"之类的问题，咨询师可以直截了当地回答，这也是人之常情，是人与人之间最基本的信任。

但在简单答复的同时，咨询师也要学会"把球踢给来访者"，比如，"是的，我结婚了，你好像对我有没有结婚很感兴趣"。此时，来访者往往要么一笑了之，要么会谈论自己为何对此感兴趣，自然就会继续袒露自己。

而拒绝回答就会把问题复杂化，如果你的回应是"你为何这么问呢"，那你不仅是拒绝了来访者的问题，还把问题直接踢给了他，这会让他产生警惕心理，从而降低对你的信任，甚至产生愤怒和羞耻，觉得自己的提问是错误的、不应该的。

如果来访者继续追问，抛出诸如"你是如何看待婚姻的""你觉得幸福吗""你有过婚外情吗""你对孩子是如何教育的"之类的问题，你就要注意了，最好拒绝回答。因为这类问题问的不是纯粹的客观事实，而是当事人的主观判断，这反映了来访者更深层次的投射。这些问题往往正是来访者的困惑所在，他急需找到同类人或者解决问题的专家，而并非真的对你感兴趣。你的任何回答也都是内心的投射，因为你做不到完全中立地看待自己的婚姻，所以怎么回答都是不恰当的，此刻就要拒绝回答。

拒绝的方式有两种。一种是直接拒绝："对不起，我不能回答。"一种是委婉拒绝："看起来你对我的个人问题挺感兴趣的，对此你有什么想说的吗？"如果不是边缘特质较重的来访者，自然会心领神会并转而谈论自己；如果对方继续穷追不舍，那你只需要沉默就好。

学会拒绝对咨询师来说很重要，尽管看似会让来访者不满，但来访者潜意识中也许是很开心的，因为很多来访者在亲密关系中都不会拒绝，你无疑给他做了一个表率，让他知道是可以通过拒绝来保护自己的。

当然，有些东西是必须暴露的，比如咨询设置，即使来访者不问也要主动提及，比如"你对我们的协议和设置还有什么问题吗"，以及对咨询过程的介绍。没有咨询经验的来访者是需要被告知心理咨询是怎么一回事的，这再正常不过了，会让来访者感到踏实。但多说并不代表长篇大论，而是要简明扼要，像"移情""投射""潜意识"之类的术语最好不要使用。

对于咨询师来说，此时的一个考验就是，当来访者问及你的"弱项"时，比如"你有没有督导师、体验师""你做网络咨询师多久了""你参加过中德班培训吗""你的第一学历是心理学专业吗"，等等。如果你的真实情况不够"体面"，你该如何作答。

这类问题涉及你的专业能力，并不涉及个人隐私，来访者是有知情权的，所以你很难拒绝或者把问题推给来访者，比如问来访者"你为什么要问我有没有督导师"，就会显得很荒唐。

我的经验就是实话实说，任何推托都是狡辩，会让你失去中立而变得焦虑。实话实说也最能让自己心安，因为没有人喜欢被骗，特别是来访者。在来访者眼中，咨询师水平不行也胜过是个虚伪的人。你可以这样回答："很遗憾，我的网络咨询经验只有半年，但我会努力弥补""暂时我没有督导师，但我正在寻找"，或者直接说"我没有参加过中德班"。

千万不要不懂装懂、欺骗或搪塞来访者，而是要先真诚、直接、简明扼要地回答，然后再问对方"刚刚你对我的回答有什么想法呢"或者"我的回答和你想的一致吗"。接下来的互动都是在潜意识层面谈"你与他"，于是你们就有关系了。没什么比这一点更令人印象深刻了。

需要注意的是，在首次访谈中，不管来访者如何质疑你，你都不要破坏他对你的信任和期待。

如何应对来访者要求你提供建议

来访者要求咨询师提供建议的情况大概分为以下两种。

其一，与他自己有关的情况。比如，有的来访者会说"老师，我说了那么多，你说我该怎么办呢""你觉得孩子这样做合适吗""你觉得我们该不该离婚""你觉得我需要辞职吗"……

对于这些问题，我通常的答复是："看起来这的确很困扰你，但我暂时无法给你建议，我非常希望和你一起进一步探索，去看看这到底是怎么回事。"这也是一种实话实说：来访者这么多年都不知道该怎么做，你只是听了一会儿就能知道吗？这是不可能的。

这样的回答对来访者有三个意义：第一，你共情到了他的痛苦；第二，你坦诚面对了他的问题而没有回避；第三，你表达了对他的重视与陪伴。这就足够了！接下来，有些来访者会因为你这句话而感到被理解，也有些来访者会因为你没有给他提供建议而不满——无论哪种情况，都代表他在进入并表达某种情绪，而你对此又是允许的，这就是咨询本身。

相反，若你真的给了他建议，并与他就问题展开讨论，表面上，来访者很满意，但其实内心是失望的。因为，首先，你没有看到他此刻的情绪，而是被他的问题带偏了；其次，你对于不提供建议是不耐受的；最后，你的建议显得他太"弱"了，好像他这些年的努力还不如你几分钟的即兴思考，这会激起他的自我羞耻感。无论是哪一种情况，都可能造成他无法继续面对你，很可能脱落掉。

这也是很多新手咨询师想不通的地方：明明上次谈论得很热烈，为什么来访者这次就不来了呢？——好为人师这一点真是得改正。

其二，与咨询相关的情况。比如"你觉得心理咨询对我有用吗""我的问题出在哪里""你觉得我要做几次咨询才有效""给我'个案概念化'一下吧"……这类问题背后的动力是"要一个希望"。

很多新手咨询师容易在这类问题中跌倒，就是因为没有理解来访者背后的动力，而是将这些问题当成了对自己专业水平的考验。

在了解了来访者的动力后，你的心里也就有了底，你要给来访者注入希望，至少不能让他绝望。像"我觉得你的问题很严重，应该是双相障碍／重度抑郁，你需要长期治疗，现在真没什么好办法"之类的回答，直接就浇灭了来访者的希望之火。

正确的态度应该是："我想我能够帮到你，我愿意和你一起去面对这个问题。"也有一些时候，你需要谈论一下自己对来访者问题的理解。我在前面讲过，在首次访谈中，尽量不要一本正经地谈论个案概念化，但可以从人的角度简单谈谈你对他的印象。记住，要对人，而不要对问题。

这是什么意思呢？比如，你判断来访者现在很焦虑，如果你把他的焦虑表现反馈给他，并指导他该如何做，这就是对问题，临床医生喜欢这么做，因为他们更关注的是"疾病"。而我建议的态度则是："看起来你很痛苦，也独自承受了好几年，一边想解决它一边又无能为力，但我认为会有办法的，接下来我们一起去想办法。"

这样的态度就是共情，你越过问题看到了来访者作为一个人的挣扎，此刻，他被你理解了。同时，共情也给他带来了希望：有人看见了他的苦难，并愿意与他一同面对。

总之，面对来访者要求咨询师提供建议，咨询师应遵循三个基本原则：第一，给来访者注入希望；第二，别把话说得太满，比如非常肯定地说多少次咨询就会好转，这样会扼杀来访者自我探索的欲望；第三，传递愿意和他一起面对的诚意。很多时候，痛苦不仅仅在于痛苦本身，还在于面对痛苦时无人陪伴。因此，作为咨询师，你能做的不是把痛苦消灭掉，而是让痛苦有个去处。

关系里的"相遇时刻"

不敢触及柔软与感动是成人法则中最悲怆的现实。没有"相遇时刻"的在一起，关系永远隔着一堵无形之墙。"相遇时刻"不存在于脑海，而在于心灵深处。关于"相遇时刻"的外在表现，我总结了以下 15 条，若在咨访关系或亲密关系中出现，你们就是幸运的。

- 你会不自觉地注视对方的眼睛，那种注视是深情的、专注的，而又仅限于此，是一种原发感动，是没有任何设防和杂念的心灵对视。

- 耳边回荡的只有对方的话语，周围也无其他声音，且每个字都像是从很远很远的地方传来的，这地方也许就是心灵深处。它会逐渐变得清晰起来，你能听出任何一个字、一个词、一个句子中的情感、语气以及情绪的味道。

- 也许你们都在沉默，没有任何语言，时间仿佛静止了，世间万物都停下了脚步，唯有彼此的心跳；那种沉默是宁静的、悲悯的，有时也是热烈的、翻滚的，但绝不会有尴尬、别扭和赌气，也不会有人想用语言去破坏它；偶尔你会闪过一丝念头：若一直这样该多好。哪怕最轻微的风都是扰动，你们就这样，静静地，在那里。

- 你们在交谈着，周围的一切声音或影像都变成了混沌的烘托，不会再有丝毫其他东西侵入，世界还在，但只是靡靡之音、水墨背景画。

- 与对方在一起的某个时刻，心中会有阵阵暖流，每次心跳都会带来一波，你绝对能感受到它的流动和喷涌，那是血的颜色而非水的颜色，绝不带寒气，而是暖暖的或烫烫的，有时如同涟漪般往身体四周荡漾，一层一层，从胸口到小腹，也会随着胳膊传递到手臂、指尖——你能真切地感受到那股暖流的位置和速度。

- 你们的眼中会闪着泪光，这会让眼睛更明亮，如同眨眼的星星。这泪光实属难得，并无半点忧伤，而是源自生命深处的感动，是脱离了世俗眼光后对另一个生命原初的动容、珍惜、感恩、悲悯与关切。有的时候，这泪光会聚集，内部温度开始升高，渐渐变得发烫，于是就有了"热泪盈眶""滚烫的泪水滑落脸颊"之类的表现。这是世上最珍贵的情感，每滴泪都抵得过一百颗珍珠，如果它们落在地板上，你都能听到碎开的声音，那些情感逐渐炙热，开始涌动、奔走。

- 有时，你们会紧紧相拥，就像抱着自己的内在小孩。此刻，心跳是这世界唯一的声响，铿锵有力，顿然没了一切恐慌。

- 有时，你想起某人会会心一笑，甚至咯咯大笑，完全不在意周围人的目光。

- 相遇时刻也不总是愉悦的，也许你正体味着他的苦难，悲伤着他的悲伤，却又不仅限于此，好像你与他，还有众人，都在经历着苦难，并引发对同类的巨大慈悲。

- 相遇时刻，绝不会有任何不平等，同情、可怜、帮助、给予、感谢、抱歉、愧疚、奉献——这些词所代表的感受都不配存在，唯一能使用的词就是："此刻""你""我""同在"。

- 相遇时刻一定是短暂的，也许只是瞬间、刹那，也许会持续数秒不等，但会让你觉得就是"永恒"。相遇时刻带给人的感受是持久的，是难以磨灭的，会在心底留下印记，时隔多年依然回味无穷，如同彼此共同拥有的一个梦。

- 相遇时刻是"容不下"理性思维的，我所写的也是相遇之后的觉察，在当时唯有全情投入、不能自持。

- 相遇时刻绝非任何刻意为之，它容不下一切准备、技术、理论、思想，而仅仅是会心一笑，仅仅是四目相对，仅仅是惊鸿一瞥，仅仅是心流淌过，仅仅是彼此的眼神在空中的交织……而现实中，躯体就在那里，旁人看不到任何变化。

- 相遇过后的数秒中，灵魂犹如触电。若把任何世俗比作弥漫的尘埃，那相遇时刻就是纯洁的圣水洗刷了心灵，清澈如天山雪莲或雨后彩虹。

- 相遇时刻不仅会出现在你和其他人之间，也会出现在你与自己之间，就在某一瞬间，一首曲子、一次舞动、一幅画、一个句子，或是打坐、冥想、正念，抑或一片落叶、一瓣花、一朵云，让你情不自禁，泪流满面，那一刻，你遇见了另一个纯粹的自己，我把这称为"与平行时空的自己的相遇时刻"。

第 8 章

首次咨询态度详解（二）

少提问，少分析，少解释，少澄清

首次咨询的 50 分钟，一定要少提问，少分析，少解释，少澄清。提问、分析、解释、澄清都是心理咨询最基本的概念。在此，我想提醒各位咨询师，掌握技术但不用和没有掌握是两个概念，之所以这么说，是因为过多的反馈往往会被来访者视为"侵入"和"打扰"，阻断了他情感流动的连续性。

在首次访谈中，来访者通常会讲述很多，会迫不及待地把苦恼倾泻出来。这其中不只有事件，更多的是他本人的种种情感状态。就像某种程度的自由联想，他正待在自己的体验里，你只不过是一个倾听者，而非引导者。

作为咨询师，如果你提问、分析、解释得比较多，那只能说明你很焦虑，说明你太想"像"一个咨询师了——人在焦虑时很难不去主动做点什么来缓解焦虑，但这样做却会无意识地推开来访者，也会增加对方的焦虑指数。

比如，当来访者谈到一件痛苦之事时，可能出现短暂的沉默，也可能会泣不成声、说不出话，抑或语无伦次。无论是哪种情况，他都正待在自己当下的痛苦里，至于这是怎样的一种体验，也只有他自己最清楚。此刻你要做的就是倾听，即使不陪他一起哭，也要非常稳定地待在那里，尽量不去提问。因为提问会让他把心理能量转到如何回答你的问题上，从而离开了内心并阻断了情感。

温尼科特曾提到过"独处的能力"，这也是一种很重要的人格品质。这种能力的发展源于早年被母亲允许，被允许在母亲面前"做自己"，母亲不侵入也不回避——而这，也是咨询师应有的态度。

当来访者有能力诉说、有能力痛苦的时候，咨询师要允许自己与来访者之间有一段距离，让来访者完整体验每一个这样的瞬间，这本身就是疗愈。

你要传递的唯一信号就是"没关系，我在听"或"你可以表达所有"。这种信号的力量是强大的——让来访者在安全之人面前完整地做自己的主人是心理咨询最关键的环节。根据我的经验，干预一个人并不难，懂得如何去倾听一个人才难，需要咨询师有足够的包容心。因此，即使你一句话都没说，来访者也会很受用，因为这种自在感在现实中极为难得。

需要注意的是，少说不代表不说，正如第7章谈到的种种情况，当来访者向你提问的时候，你就要开口回答，但这时的开口只是为了解答来访者的问题，使来访者能够将自己卡顿的点重新连接起来，而非长篇大论。

必要的沉默与非必要的沉默

很多行业外的朋友总会说，心理咨询师的口才应该很好吧，每天都会指导那么多人。对此我总是笑而不语，事实上，心理咨询不是上课，咨询师说的话是很少很少的。

在我的咨询经历中，沉默是大量存在的，甚至所有来访者在所有咨询中都会沉默，只不过时间长短不一。在咨询中后期，我与来访者经常会出现一二十分钟不说话的情况，最长的几次，我们全程沉默，只在最后说了一句"我们的时间到了"。

沉默的含义很广泛。我们都知道，说出来的内容一般都是可控的，最让人不解的就是"未宣之于口的语言"，其反映了来访者的情绪（愤怒、羞耻、焦虑、悲伤、无奈等），包含了来访者与咨询师的关系（紧张、忐忑、焦虑、不满、赌气、较劲、报复、控制、愧疚、享受等），以及情绪与关系的混合体。

关于咨询师应如何应对沉默，我的总体态度有以下几点。第一，如果觉察到来访者是因为待在自己情绪中而沉默，咨询师就不要打破。第二，如果觉察到是因为你们的关系（特别是负面关系）而导致的沉默，咨询师可以在片刻沉默后主动打破。第三，有一种沉默叫作"心照不宣"，那一刻不需要语言，是一种深度的相遇（第 7 章谈及的）；这是世上最珍贵的沉默，任何打破都是破坏，这种沉默往往发生在持续一年以上的咨访关系中。第四，对于来访者的任何提问，咨询师的沉默都是不明智的。

在首次访谈中，咨询师不可过多沉默，尤其是在来访者沉默时。但我要再次强调，必须要判断来访者是否处在情绪中。如果来访者正在流泪，或若有所思、唉声叹气，或陷入回忆，这就是处在情绪中，咨询师要允许这种沉默，尽量不用或少用"你在想什么""看起来你很悲伤""有什么想说的吗"之类的话来打破沉默。

在首次访谈中，来访者很多时候的沉默都是因为紧张——或因为咨询师的态度而焦虑，或因为怕自己表现不好而紧张，或因为思维混乱大脑空白、不知该说什么。我称这类沉默为"非必要的沉默"，来访者往往难以独自承受这种沉默，因此需要咨询师及时进行识别，识别标准如下：

- 你会产生一种尴尬或"怪怪"的感觉，觉得很"别扭"，沉默越久就越不自在；
- 你感觉过了很久，实则才几十秒，而"情绪中的沉默"或"心照不宣的沉默"会让人觉得时间过得很快，不知不觉就已经十几分钟了；
- 你自己的移情，是你耐受不住沉默而非来访者，表现形式就是你迫不及待想说些什么，或者紧张度超过了来访者，视频中通过微表情可以很明显地看出。

那么，这类"非必要沉默"就需要打破，而不必较劲或僵持。打破沉默的态度是：先允许沉默持续一小会儿（十几秒或几十秒），然后说些什么，比如"你在想些什么吗，还是什么也没想""说到这里你好像有些讲不下去了""此刻你感受到什么了吗""你是希望我说些什么吗"……

注意，要温和地打破沉默，绝不能太生硬，比如说一些类似"你怎么不说话了""你是不是有些紧张""你好像有些羞愧"的话，这样的打破会让人感觉带有"不耐烦"或"评判"。

打破沉默并非某种技术，也不是"沉默太久了，我应该去打破"，而是很自然地想去问点什么。问过之后，来访者可能会说"哦，我什么都没想，脑子很乱"，或者会描述此刻的紧张，抑或是觉得你没有专注倾听他，让他很生气，甚至是担心自己的叙事没有条理会被你评判，等等。无论如何，此刻沉默的打破让他放松了，你分担了沉默给他带来的压力，你们又重新开始了互动。

还有一种情况也很常见，即咨询师在思考，但来访者耐受不住沉默，会问咨询师为什么不说话，此时你只需实话实说就好。

比如，我通常会说"刚刚我在想，你在遇到那样的事时会是怎样的心情"——把你的思考告诉对方，让对方明白，你正在感受他的感受，而这也是事实。通常，来访者会产生一种"被人懂了"的触动，同时打消对你沉默的顾虑。也许他会回应你说"对啊，那时我太无助了，连个说话的人都没有，真想死了算了……"此刻，你们又联结上了，探索得以继续。

如果来访者经常因为耐受不住咨询师的沉默而发问，那你可以去探索他为何如此，比如告诉来访者"我注意到每当我不说话的时候，你都会问我为什么"。这里有很多值得探究的地方，但可以以后再谈，在首次咨询中尽量不去碰触。

记住，首次咨询的宗旨是打消来访者对心理咨询的顾虑，"打破不必要的沉默"与"维护必要的沉默"就是遵守了这个宗旨。

如何结束首次咨询

通常而言，每次咨询都会有开始阶段、深入阶段和结束阶段，咨询师在结束前 5~10 分钟就要提醒来访者时间快到了，不管他是处在某种情绪里，还是在不停地讲述，你总能找到一个恰当的时机来提醒他，当然不能突兀地打断。

很多来访者直到咨询的最后时刻才会"爆料"或者情绪失控。这都是潜意识中分离焦虑的表达，但咨询即将结束，该怎么办呢？

通常，我会在他的情绪稍微平复后说："哦，咱们还有五分钟，可能我没法听完了，尽管它很重要。所以最后你看还有什么其他问题吗？比如对于今天的咨询，或者设置？"这种打断有以下两层意义。

- 让来访者感知咨询的界限。很多来访者的边界意识都不强，你需要成为一个榜样，而不是随意延长时间。
- 首次访谈时，来访者通常会有对咨询本身的疑惑，但很多人急于讲述自己的问题而忘记了询问，或碍于面子说不出口，因此，此时咨询师需要主动引导来访者提问、表达。

对咨询师来说，这是首次咨询中很必要的主动。在这样说了之后，来访者可能会问"接下来的咨询该怎么进行""老师你有什么要和我说的吗""我挺高兴的，很久没和别人这么说话了""以后都是我说，你听吗""我们下次见面还是这个时间吗"之类的问题。

这些都涉及你与他的关系以及咨询设置，所以要留 5~10 分钟来谈论，你也要直面这些问题并简单回复，具体方式可参考第 7 章，比如当来访者问"老师，下次我们也是这个时段吗"，你就简单回答"嗯，是的"即可。

另外，需要注意的是，结束咨询绝不是卡着点叫停，尽管网络咨询更容易把控时间，咨询师只需摁下"挂断"键即可，但越是这样越不能刻意卡点结束。有的咨询师一到时间，无论来访者在说什么都会说"对不起，我们的时间到了"，就好像一直在盼着结束似的。首次咨询延长几分钟很正常，一定要灵活对待，但通常不会超过 10 分钟，不然就表明设置不够坚定。

对结束的处理也会暴露咨询师的担忧，比如一些个案较少的咨询师会因为担心来访者脱落而主动说"我们下次见面要如何"之类的话，甚至直接问"你下次还来吗"。这些行为都是不恰当的，注意不要主动和来访者约下次咨询，最后一句话应该是"好，再见"。

最后，与让来访者主动拨过来（敲门）的动力一样，咨询师也要把挂断（关门）的权利交给来访者；如果来访者迟迟不挂断，你只需起身离开座位即可。

首次咨询如何写咨询记录与评估

据我了解，有的咨询师是不做咨询记录的，对此我感到很惊讶，惊讶于他的记忆力是如此之好，或者他是一个特别能把握当下的人，因为只有全然投入当下的所有互动才不需要靠记录来复盘和回忆。

咨询师所写的咨询记录大概分为以下两类。

- 使用固定模板进行的记录。很多平台都有固定的咨询记录模板，内容包括初始印象、重要事件、主诉、咨询目标、咨询方案、主要设置、初步评估与假设、自由联想与梦等等，主要目的是搜集资料和评估。
- 带有咨询师明显个人特质的记录。这类咨询记录就是咨询师的随笔——有的充满评论，有的注重关系，有的注重情感，有的重视事件，等等。我的随笔就属于情感型的。从业以来，我从未落过一次记录，有的十分简单，简单到只有一两个字"嗯"或"以上"；有的则长达几千字，通常为 300~600 字。粗略估算，我的咨询记录已超过 300 万字。

首次访谈的咨询记录一定要足够详细，我的初始访谈（前五次咨询）记录几乎占了全程咨询记录的三分之一。等到半年或几年以后，再次翻看真是感慨万千，有对这个行业的感触，也有对人性的叩问。

我建议咨询师按以下顺序来做记录：反思、记录、评估。

首先，不用一挂断视频就着急做记录，可以先闭上眼睛回忆一下这 50 分钟。结束咨询后的 10 分钟，无论是来访者还是咨询师，通常都会有很多感受，觉察并记录这些感受的细节很有必要。

如有可能，将首次访谈的所有细节都记录下来，不用在意它们重不重要，也不用在意你的语句通不通顺，只管记录就好。如同对待自由联想的态度，你的记录应包含但不限于你的想象、评估、假设、期待、疑惑、思考，以及下一步的工作思路等。其中的评估是首次访谈的重点。如何评估与如何做记录一样，也分为标准化的评估和咨询师个人风格的评估。心理动力取向的咨询评估也叫作个案概念化，一般从人格水平、人格结构、防御模式、内心冲突、自尊水平、依恋模式、人际关系、亲密关系、社会功能、认知水平、成长经历以及早年创伤等方面来进行，每一项还包含很多细节[1]。

关于评估，我再补充两点注意事项。

第一，所谓的评估一定要是人性化的、平等的。无论采用哪种评估方式，都不要只看重"问题"和"症状"，而是要把来访者当作和你一样有血有肉的人，只不过这个人暂时遇到了困境，但他并没有放弃希望，而是依然勇敢前行，仅此一点就值得敬佩。所有人都会在人生的某个阶段遭遇不顺，只不过你刚好掌握了一些应对困境的知识。

第二，评估的重要目的是看你们是否匹配。有些来访者仅仅依靠咨询进步很慢，需要配合药物甚至住院治疗，这是很正常的。千万不要"大包大揽"，要相信你的感受传递过来的信息。

---

[1] 可参考中国轻工业出版社出版的《心理动力学个案概念化》。

比如，你觉得来访者特别难以应对，会激发你产生大量的负面情绪，并且无法消化；比如，你特别不愿意见这个来访者，一见到他就害怕；比如，你还没有处理好父亲离世带来的痛苦，被一个父亲刚去世的来访者激活了创伤；再比如，你特别厌恶婚外情，不自觉地排斥有这方面问题的来访者。

首次咨询脱落的关键因素：理想化破坏

心理动力学的"理想化"是指，来访者把内心好的养育者形象投射给了你，包括爱与希望。

爱与希望是一个人活下去的主要动力，也是大多数人的人生意义所在，而原本该提供这些的早年养育者却没有做到，这就构成了来访者痛苦的重要环境因素，即原生家庭因素。

因此，为了活下去，来访者会发展出一套生存策略——他们并没有放弃爱与希望，而是不再在原生家庭中寻求。他们觉得总会有人或事物能带给自己爱与希望——也许是孩子、伴侣、老师；也许是工作、事业；也许是某种成瘾行为；也许只是幻想，就像卖火柴的小女孩划过的那一根根火柴，让小女孩在幻想中得到了爱与温暖。

同样，咨询师也会承担这个角色，来访者在你这里获得爱与希望，并最终将其内化，这就完成了咨询过程。因此在初始访谈甚至更长的一段时间内，千万不要去破坏这种理想化的希望感，特别是首次咨询。

如果首次咨询能"及格"，做到温尼科特所说的"足够好的妈妈"，来访者通常不会脱落。脱落不仅是对咨询师的不满，也是对自己选择的羞耻与贬低——"我眼光怎么这么差，我真糟糕"。所以一旦来访者脱落，就说明你严重不及格。

我讲一个故事来让你感受一下什么是不及格的对话。

有一天，我在电梯里碰到一对父子，男孩拿着玩具枪骄傲地说："我是海盗，我很厉害，我要扫平太平洋。"父亲却说："早上还在哭鼻子，还有脸扫平太平洋。"男孩顿时陷入了沉默，脸上没了光彩。这就是典型的破坏理想化的例子——不仅让男孩的梦想幻灭，还让他产生了无所依靠的孤单与羞耻。

再举一个我自己的例子。在首次咨询中，有的来访者会跟我说："你的文章写得真好，我特别有感觉。"这就是他对我的理想化，如果我回答说"这没什么，对我来说很简单"，就会破坏这种理想化，破坏他心中一个美好的、值得欣赏的、可依靠的形象；而如果我兴高采烈地回答"是啊，我也觉得很棒"，就会夸大他的理想化，让他潜意识中产生被忽略感[1]。所以我一般会回答"是的，谢谢"，这句话很简单，但却维护了理想化。有时我还会进一步问"你还记得哪些部分让你更有感觉吗"，这种反馈就更好，不仅维护了理想化，还把重心转向了他自身。

---

[1] 当来访者赞美咨询师的时候，咨询师要把重点放在来访者为何这样说之上，或仅仅表示知道即可维系他的理想化，而"兴高采烈"地把重点转向自身会让来访者感到被忽视。

　　这就是咨询师应持的态度：陪伴来访者在幻想里，在画面里，在理想化里待着，慢慢去承载和照见这些理想化，就像父母亲欣赏地、充满自豪感地看着自己的孩子一样。

　　咨询师破坏理想化的表现主要有以下三种。

- **过度中立**。咨询师太看重自己"咨询师"的身份，而忽略了"人"的部分，比如面部僵化、不苟言笑、沉默过多、语言冷漠，像个被程序化的机器人或记录员，甚至边咨询边做记录，还时不时抬头问来访者的感受；还有的咨询师无论来访者的情绪如何，都严格按照时间开始、结束。
- **过度助人**。与过度中立相反，这类咨询师过于热情，始终保持微笑，非常关心来访者，经常发问、提供建议、做解释，还经常延时，甚至来访者现实中的问题，他们也要想办法帮忙解决。过度助人其实是咨询师的需要，背后反映的是咨询师的自我救赎或不配得感。
- **太确定的分析**。任何解释都不要说得太绝对，而是要表达这是一种"推测"，并征求来访者的意见；而且要尽量少解释，多数来访者需要的都是自己的领悟，而非你的分析。

　　分析与解释还需要注意以下两点。

　　一是尽量不要联系原生家庭。尽量不要说"你现在的愤怒就像小时候被妈妈打时的感受""看起来你丈夫和你父亲的性格很像""你此刻的感觉小时候有过吗"之类的话。

二是尽量不要大量使用心理学词汇。像"强迫性重复""俄狄浦斯情结""移情 / 反移情"之类的词汇都仅适用于学习和专业交流，不宜出现在咨询中，会引发来访者的反感。

自我安抚

最后，我想告诉你的是，不要过度介意来访者的脱落，在咨询生涯的前 2~3 年，甚至你的整个咨询生涯，都会有来访者脱落。咨询师也是在失败中总结经验、不断成熟的，无须过度自责。人性复杂多变，脱落原因也千差万别，理想化被破坏只是一种可能性较大的原因而已。

但我们也要去反思，不能让来访者白白脱落。要再次打开记录，看看首次咨询的所有细节，思考整个过程，至少要弄清楚来访者脱落的大致原因，如有必要就去参加督导。督导并不像一些人认为的必须谈论进行中的个案，脱落的个案恰恰更需要被督导。

第 9 章

第二次、第三次咨询态度详解

续费的部分象征

如果首次访谈之后，来访者继续约了第二次、第三次咨询，那说明他对咨询的整体感受是良好的、舒适的，并带有一定的思考。很显然，你很好地维系了来访者的理想化，让他觉得你值得进一步交往。

事实上，来访者对咨询是否满意，从续费时间上就可见一斑。

比如你的设置是咨询前 24 小时缴费预约，而有的来访者会在咨询结束后马上续费或者当天、隔天续费，这说明他迫不及待地想要见你，或者他的生命中缺乏有力的权威可以依靠；有的来访者则严格按照设置提前 24 小时续费，比如周三上午九点咨询，他会严格在周二上午九点付费，这说明他的人格带有一定的完美性，自我要求较高甚至苛刻；还有的来访者会在咨询快要开始时续费，这代表他潜意识中想要突破设置，并看看你的反应；还有的来访者没有付费就直接预约下次咨询，咨询结束后再付费，这意味着更大的突破；还有的来访者在咨询后也不付费，这往往代表某种报复或遗忘，或强烈的攻击性……

总之，不同的续费方式反映了来访者不同的内在动力，需要你结合首次咨询和设置来进行探究。

心理咨询的效用绝不仅仅在于咨询的 50 分钟，更重要的是来访者在日常生活中进一步的消化和思考。来访者会在现实生活中慢慢吸收咨询师、咨访关系所带来的各种品质，这个过程就是内化。来访者内化得越多，咨询就越有效。

在首次咨询中，来访者更多的精力都放在了倾诉苦恼，以及应对咨询本身所产生的焦虑上，因此往往来不及思考。他们会在接下来的一周不自觉地反思咨询过程，觉察互动细节和感受。因此，很多具有独立思考能力的来访者往往选择在首次咨询的几天后续约。

需要提醒的是，我并不是要你掌握续约都有哪些类型，而是让你养成思考细节的习惯。我在第 1 章就提到过，网络咨询要求咨询师把握细节的能力更高，而留意每位来访者在首次咨询后的表现本身就是对细节的把控。

我之所以要强调这些，是因为一些咨询师只注重咨询前期的准备和咨询过程，而忽略了咨询结束后的复盘和反思，把后续工作全交给助理或平台。在我看来，如果咨询师能够留意到来访者当周的动态，比如是否联系了助理，说了些什么，是否续费，等等，总之留意 50 分钟以外的所有互动，就能够对来访者的内心有更清晰的了解，也有助于提升咨询师本人对反移情的觉察力。

请注意，留意并不代表与来访者在咨询外直接联系。前者是觉知，后者是行动化；前者能够促进咨询，后者却会导致多重关系。

续约的内在动力

对自己在首次咨询中的表现不满的补偿

很多来访者对于自己在首次咨询中的表现，都是越想越不满："我怎么那么脆弱、那么激动、那么感性""我都胡说了些什么呀，最重要的却没有说""当咨询师问我时，我不该那么回答""我的表现不像平常那样放松，像个傻瓜"……总之，他们续约的一个动力就是要让咨询师看到其实自己没那么差劲。

所以很多时候，你会发现，在第二次或第三次咨询中，来访者的表现大不一样，比如语言更清晰了，思维更缜密了，逻辑更有条理了，情绪也更稳定了，不像第一次那么"失控"了。

这背后的动力往往是"过度在意他人评判"和"不够自我接纳"，于是就戴上了惯用的"面具"来补偿首次咨询的"失误"。此时，你要清楚这是来访者自我保护的常用方式。

对咨询师态度的"不满"和好奇

通常，来访者会对咨询理想化，从而会对咨询师的态度产生种种"不满"和好奇："他为何没有给我建议，为何没有回答我的问题""为何他总是在听我说，难道咨询就是这样的吗""为何他在我说那句话时是那种表情""他到底是不是心理动力学背景的咨询师，怎么没见他分析我""总觉得他与我的互动怪怪的"……

因此，在第二次、第三次咨询中，来访者会提出更多的问题要你回答，还会暗中观察你，甚至会表达自己的不满。此时的内在动力有两个：一是继续测试你是不是他要找的人；二是真的想解开自己的疑惑。

值得注意的是，来访者并不是真的不满，不然也不会续约，而是对你比较满意，只是想更进一步靠近你而已。咨询师保持必要的中立会激发来访者的好奇，而好奇是咨访关系得以继续的一个因素。

对咨询满意的自然续约

这类来访者占大多数，其中不乏"资深"来访者，他们知道心理动力取向的咨询通常会持续较久，需要的咨询次数也较多。

他们通常在第二次、第三次咨询中会表现得比较温和，并会向你描述从上次咨询到现在的一些感受与期待，但这绝不意味着你可以放松。

心理咨询的过程注定不会轻松，因为咨访关系是一种高浓度的关系，其亲密度甚至超过了伴侣关系与亲子关系；互动过程也不是日常生活中的模式，而是在探索内心深处，是一种真实的、情感的、精神层面的互动，对于咨访双方都是一项很"耗电"的任务。

我强调一点，如此分类只是为了便于理解，实际上来访者的续约动机要更加复杂、隐晦，往往同时包含以上三种动机，甚至每个来访者都有其独特的、个性化的动机。

咨询师的基本态度

讨论上次咨询

你需要怀有最基本的好奇心，一有机会就去探讨首次咨询的各种"未了之事"。比如，"对于上次咨询，你还有什么想说的吗"。事实上，来访者一定有想说的话，就看他是否愿意说，以及怎么说。有的来访者会主动谈起对首次咨询的各种感悟与疑惑，这样一来，你们就可以借机进行深入交流了。

讨论上一次咨询其实就是在谈论你们之间的关系，这种直言不讳会给来访者带来更大的触动，因为这在现实中往往很少发生。同时，"讨论上一次"也是体验得以延续的关键——很多来访者都反映，真正痛苦时咨询师并不在身边，而等到见面时很多感受都消失了，毕竟一周只见 1~2 次，一次只有 50 分钟。

注重此时此刻

来访者所讲述的一切都是已经发生了的事情，都是回忆，你没有亲眼所见，也无从考证这些故事的真实性。

而"此时此刻"指的是当下的发生，"当下"就活生生地展现在你面前：你与来访者正在谈话，你不是旁观者，而是当事人。注重此时此刻不需要想象，只需要你的投入与觉知。毫不夸张地说，来访者的改变不是源于你对他的现实的理解，而是你关注此时此刻的态度。

举个例子，一位女性来访者不停地诉说孩子的问题，比如孩子不喜欢上学、做事拖延、成绩退步、经常和同学吵架、天天上网，还会和自己发生冲突……当来访者无休止地抱怨孩子时，作为咨询师，你到底应该关注些什么呢？

通常，咨询师会关注以下七个方面。

- 这个孩子的问题是什么？为什么会辍学、叛逆？
- 来访者在家里是如何与孩子互动的？她对待孩子是什么态度？
- 来访者是如何看待孩子的问题的？有什么感受？是愤怒、失望，还是愧疚？
- 来访者以前是如何养育孩子的？在孩子小的时候是如何对待他的？来访者本人幼年又是被如何对待的？
- 来访者与丈夫的关系如何？其家庭成员各是一种什么样的处境？
- 来访者谈论这些时是什么感受？是委屈还是无奈？
- 来访者这样说带给我的感受是什么？是同情还是心疼？我该如何表达我的感受？

很多新手咨询师都容易被来访者牵着鼻子走，把关注点放在来访者孩子的问题、来访者对孩子的态度上，从而关注孩子，也就是前三个方面。

事实上，你最应该关注的是第七点，即此刻你对来访者的感受以及你们之间的互动。确切地说，你关注的顺序应该是从后往前的——先关注第七点，再关注第六点、第五点……最后是第一点。

这并不是说孩子的问题不重要，而是它不是此时的重点。你也可以同时思考上面七个问题，事实上你也很难不去思考它们，但在初始访谈阶段，你最应关注的一定是现在的你与面前的来访者，你们正真真切切地互动，正处在你们的关系里。关注"此时此刻的彼此"永远都是第一要素。

对此，你要做到以下三点。

- 明白你的来访者是谁，是眼前这位母亲而不是她的孩子。
- 陪伴并共情此刻的来访者，而不是过去的那个她，也不是在家里的那个她。
- 不要吝啬表达你的感受。比如，在听完来访者的讲述后，你觉得很难过，却又不知道该怎么安慰她，就可以直接表达："听到你这样说，我感到很难过，我很想安慰你，却又不知该说些什么。"在你看来，自己好像没有说什么安慰的话，但却传递了你的真实感受。很多时候我们不都是如此吗？想安慰朋友却不知道如何安慰。所以，这样的表达就意味着你在用心关注她，这就是此时此刻的关系。

想象言语之外的场景和画面

你与来访者认识不久，仅仅通过视频很难将来访者立体化，因此，我建议，除了关注此时此刻，你还需要充分想象，"将心比心"地想象。

我有一个习惯：在来访者讲述故事的时候，我的脑海中会自动浮现各种画面，如同放电影一般，非常逼真。在那些场景中，我与来访者身处同一空间，共同面对某些事件，我甚至能看到他当时的表情和情绪——类似于"共同经历"。

有不少来访者表示，我的理解正是他们此刻需要的，我的感受正是他们那时的感受——这是一种深度共情，需要一定的天赋，但更多的是要培养这种想象力和思维习惯。

继续留意环境的变化

在第二次和第三次咨询中，你可以尝试表达对来访者环境的好奇。比如如果来访者的环境依然很嘈杂，那你可以说"好像上次你也是在这里，这个环境会不会有点吵，会影响到你吗"。

如果来访者的孩子尚且年幼，那么当来访者选择在家里咨询时，他的孩子很可能会忘记妈妈的嘱咐而走进来，甚至会好奇地看看你，看看妈妈在和谁聊天，或许也会和你打招呼，那么此刻你也要大方地和小朋友打招呼，不能一脸漠然当作什么事都没发生。

等来访者把孩子哄走之后，你可以询问她"对于刚刚的事情，你有什么想说的吗"，让来访者去思考。孩子的闯入与你的友好打招呼往往会激发来访者产生一些微妙的感受。

传递在场的品质

曾任美国心理学协会精神分析分会主席的南希·麦克威廉斯（Nancy Mcwilliams）博士说过："让来访者真正发生改变和记忆深刻的并不是治疗师充满智慧的语言，而是他在场的品质，他的真诚、真实和好奇的关注。"

网络咨询的重点在于传递给来访者"在场的品质"，即所谓的"临场感"，让对方感到与你同在。我们在第 7 章中谈到的"相遇时刻"就是一个例子，这里我再补充几点。

- 如果来访者一直在谈论自己的感受，那你就要去链接事件并进行澄清。"我看到你很伤心，发生了什么事让你这样伤心呢？"——这就传递了你对他情绪背后事件的关注。
- 如果来访者一直在谈论事件，那你就要去链接他的感受。"那么，那一刻，你的内心是怎么想的，有什么感觉？"——这就传递了你对他事件背后情绪的关注。
- 如果来访者既谈论事件又谈论感受，并且情绪流动顺畅，无异常表现，比如说到难过的事情会哭，说到无奈的事情会叹气，说到开心的事情会笑，等等，那么你只需跟随来访者的情绪倾听即可；相反，如果来访者说到悲伤的事情却在发笑，或者面无表情，那你就要注意了，可以问问他："刚才你明明在说一件很悲伤的事，但你似乎很平静？"

留意视频中的"四目相对"

通过近七年的网络咨询实践，我越来越发现，除了语言，视频咨询还有很多微妙的表情、动作可以传递给彼此。

在地面咨询中，咨询师和来访者的座位是呈一定角度的，而不是正对着，这样就可以避免"四目相对"产生的张力，现实中的谈话也是如此，我们很少会盯着对方看。

但网络咨询只能是"四目相对"，不看着对方反倒显得尴尬了。俗话说，眼睛是心灵的窗户，你可以试试，有时与来访者一句话都不说，仅仅是互相看着，就能传递很多"心事"，这会大大拉近咨访双方的距离。

可能刚开始的时候，这样的交流会让你不太习惯，但习惯之后就会有更多的感受涌上心头，会变得更加真实、坦然。

很多时候，我与来访者四目相对的那一刻，尽管相隔千里，但心与心、灵魂与灵魂却是紧挨着的——我们进行了一场跨越空间的"相遇"。这很有趣，这就是最好的"临场感"，甚至超越了普通意义上的临场感；如果你也是网络咨询师，可以尝试觉察一下这种感觉。

当然，除了四目相对，还会有很多微表情、微动作、微语言十分清晰地穿插在屏幕前。这些非言语信息的传递与咨询技术关系不大，毕竟没人会教你怎么用眼睛看来访者，怎么微笑，怎么沉思……这些"在场的品质"与一个人的自身特质有关，它源自"爱与欣赏"，你会"非常自然"地传递，而非"应该"要去传递。如果你对来访者没有任何欣赏，那说明你们只存在于角色关系中，是无法体验到"临场感"的。

目前，我每周会安排 20 位来访者，我不用看台历，也不用看咨询记录，随便想到一个时段，相对应的来访者就会生动地浮现在我脑海中，如同在我眼前一样。每个人都有一种独特的美，都有值得我学习的地方。

当在分离阶段与来访者共同回顾咨询过程时，来访者通常会为那些"在场的品质"而感动，譬如许多来访者说，从我的眼睛里看见了感情，从我的表情中感受到了关怀，而那一刻我并没有说任何话。

第 10 章

第四次、第五次咨询态度详解

早期负性移情的含义

恭喜你，经过前三次咨询，来访者基本相信你就是他要找的咨询师。

但此时，还是会出现这样一种可能性——在第四次到第六次咨询中，来访者往往会再次测试咨询师，这也是来访者容易脱落的第二个节点，第一个节点是首次访谈，第三个是咨询进行到 50 次（一年）左右时。

与首次访谈相比，这时的测试来得更加冷静和隐蔽，因此"杀伤力"也较大。根据来访者的不同特质，"杀伤指数"也不同。一般而言，来访者的早年创伤程度与安全感指数呈反比，也就是说，来访者的创伤越严重，依恋风格越不安全，边缘特质越突出，他的安全感就越低，测试咨询师的力度就会越大，反之亦然。因此，通过测试是本阶段咨询师面临的最大议题。

这个测试我称之为"早期负性移情"，因为负性移情通常出现在咨询的中后期，大概在咨询进行到 50 次左右时。但由于来访者急需一个稳定安全的客体，因此会提前释放出一部分潜意识进行测试。以下我所说的负性移情特指早期负性移情，并不是全部的移情。

简单来说，负性移情就是来访者把对你的"不好"的感受向你表达了出来，这些感受包括愤怒、怀疑、指责、委屈、苛刻、挑剔等等，比如，说你"太冷漠、太冷血"，说"咨询没有效果，纯粹浪费时间"，说你没有他想得那么好之类，也有的来访者不会用语言表达，而是通过破坏设置或其他行为来表达。

负性移情出现的原因

负性移情一般源自早年的养育者，可分为两个层面：一是当年，他的父母就是这样对待他的；二是他把自己压抑的对父母的负面情绪，转移到了咨询师身上。那么，你的态度就决定了能否通过他的测试。如果处理不当，就会给他造成二次伤害并导致脱落。

负性移情的内在动力是来访者与你有了一定的关系基础——毕竟只有当一个人对你有了更高的期待时，他才可能愿意和你争执。正因为建立了初步的安全关系，他才会测试你、攻击你。这时的攻击就是负性移情。随着关系的逐步深入，来访者的测试力度会越来越大。

负性移情的主要表现

- **质疑咨询效果**。比如，"我们都进行了五次咨询了，为什么我觉得没有什么帮助"。
- **质疑或破坏设置**。比如，"为什么一次咨询只有 50 分钟""你真

的会为我保密吗""我们下次咨询可不可以改一下时间,我可能
会晚到一会儿";或者直接迟到,忘记续费,记错时间……

- **质疑你的专业度,甚至指责你。**但这种质疑通常是试探性的,
  比如,"你刚才为什么是那种表情""你为什么不说话""你为
  什么发笑""我觉得你很呆板,你不用教我该怎么做""你真
  的有 2000 小时的咨询经验吗""我的问题在心理学上该怎么
  解释"……

- **更在意你的态度。**与前几次咨询不同,来访者现在对你的态度
  会特别敏感,会产生各种猜测,跟你进行更多的眼神交互,沉
  默也更多了。

- **更在意你与他的关系。**因为在意,所以挑剔;既想靠近,又惴
  惴不安;也会更在意自己的"唯一性",会拿自己跟其他来访者
  作比较。

以上只是常见的负性移情的表现,每个来访者的表现方式都不同,
需要你仔细观察。

咨询师被负性移情击倒的表现

面对负性移情,哪些表现说明你被击倒了或正在失去咨询师的位
置呢?以下九种表现可以帮你觉察自己。

- 你开始像个专家,开始启动"分析",开始使用一些术语。比

如，你开始给他归因，并说一些"看起来你正在投射""你可能在幼年就产生过这种感觉""你的依恋风格是疏离型"之类的话。

- 你的话开始变多，解释也更多。比如，当来访者说"我不相信你有 2000 个小时的经验"时，你开始想办法去解释，总之，你开始回答他的具体问题。

- 你开始以非常肯定的态度表达。通常，心理动力取向的咨询师会有一些留白，他们的表达是尝试性的、开放的，不会坚定地告诉来访者应该怎样做，即使是在传递希望感时，采取的态度也是"一起探索"，但此刻你开始说"你的问题至少需要一年半的咨询""我肯定能帮到你""像你这样的来访者我见过很多""没关系，你相信我就行""你正处在抑郁中"之类言之凿凿的话。

- 你的提问增多，开始表达你的洞察力，展示你的聪明才智。比如，你会说"当年父母这样对待你，让你积压了太多的愤怒""你对待孩子的态度就是父母当年对待你的态度""你童年时被父母指责过吗"之类的话，并开始追问来访者"你现在的感受是什么"。

- 你开始更长久地沉默，甚至会超过一分钟，气氛开始变得尴尬。

- 你开始希望咨询早点结束，会不停地看表。

- 你的头脑中开始浮现相关的理论和技术，以及督导师的话语。

- 你不敢跟来访者有眼神接触，或者你的坐姿开始不断改变，你开始出汗，心跳加快。

- 你开始变得语无伦次。

注意，当你有以上表现时，就说明你的内心被激起了很多诸如愤怒、焦虑、无辜、挫败、沮丧、羞耻、愧疚之类的感觉，为了"自保"，你就会通过上述表现来缓解压力。

此刻，你正在"逃离"自己的感受，正在被他的测试击退，正在失去咨询师的位置，也不再具有中立的态度，不再具备共情的能力，你们之间的关系也正在瓦解。

补充一点，所谓"咨询师的位置"除了指客观、中立、不评判、接纳、真诚的态度以外，从客体关系的角度而言，还包括你要在来访者心中建立某种理想化的形象，并让这个形象占据他心中的重要位置。

这个形象必须符合在每个咨询阶段，来访者需要你成为的样子。比如在一起工作两年之后，你成了他心中特别重要的客体，你的形象不亚于他早年的权威人物，比如父母。你们之间的关系变得非常牢固，你对他来说特别重要，他对你产生了很深的依赖。到那时，你的干预和解释会更有效，你甚至可以给予他现实层面的建议和教育，抑或与他开玩笑。

但现在，一切都为时尚早，你们还不熟悉，他还无法信任你，也无法接纳你不在自己的位置上，更不能包容你的"错误"。此时咨询师的位置应该是"权威、专业、稳定、温和且诚恳的"。

提升想象力去理解来访者的感受

第一个想象：你的感受就是他的感受

不管是对于来访者还是咨询师，"创伤点"都是很难用语言描述清楚的。

比如，如果被虐待是来访者的创伤点，那他就很难详细描述那些可怕的事件，也会想要逃避任何暴力虐待事件；看到被虐待的孩子、小动物甚至血腥的媒体报道，他们也会想要回避或异常愤慨。因此，在咨询中，这样的来访者不仅会在无意识中害怕你"虐待"他，还会用"虐待"的方式来对待你，比如谩骂攻击。

当遭到来访者的虐待时，你的真实感受是什么？也许是委屈，也许是害怕，也许是愤怒，也许你很想"怼"回去。此刻你要进行的想象就是"互换身份"，想象你此刻的感受就是来访者曾经的感受，就是他与重要他人互动的感受，甚至可以把你的感受乘以 100、1000 来想象来访者当时的感受。

通过这样的想象，你就能够了解来访者曾经是多么委屈、多么害怕和愤怒，而这些感受对他而言很可能是一种常态，他就这样年复一年地承受着，直到来到你的面前—— 一旦你这么去思考、去想象，就不会被他的"虐待"灼伤，甚至会更加理解他，理解他的攻击不是冲着你来的，而是指向他心中那个坏的养育者。但千万不要把你的想象表达出来，不要说什么"我现在的感受就是你当时的感受"，这会让来访者觉得莫名其妙、不知所云。

第二个想象：来访者的内在小孩

每个人心中都有一个"长不大的孩子"，这个孩子被称为"内在小孩"，又称为内在自我、真自我或核心自我。

你要想象的就是，当来访者对你产生负性移情、攻击你时，此刻的他不是一个成年人，而是一个孩子。

通常，如果一个成年人骂你，你肯定会很生气并想要"回敬"他，但一个三岁的孩子骂你，你可能就没那么生气，觉得童言无忌，甚至还会去哄哄他。

这很像现实中的亲子关系，孩子和妈妈越亲密，就会越调皮、越不守规矩；如果孩子很怕妈妈，那他是不敢调皮的，更不敢攻击妈妈，只会表现得很乖，并不断地察言观色。毫无疑问，孩子只有在可靠的人面前才会表达负面情绪，这背后的动力只有一个，就是"爱的测试"。来访者的内在小孩对咨询师的测试也是如此，仿佛在说："我那么不乖，你还爱我吗？"

那么，你是否允许他表达不满？是否在他"不够好"的时候依然爱他呢？你的答案，就是你的态度。

温尼科特曾表达过类似的意思，"一个青少年真正的独立长大，是需要踏着父母的尸体走过去的，而父母并没有死去，而是完整无缺地存活了下来，旗帜鲜明，不改颜色，不放弃任何重要的原则"。我特别欣赏这句话，既总结了青春期孩子叛逆的力量，又道出了家长的态度，即直面并允许孩子的叛逆，且不被孩子击倒。咨询师面对来访者的"叛逆"时也应如此。这特别考验父母和咨询师的修行功力。

对来访者内在小孩的想象，是安抚你们双方的"灵丹妙药"，如果你对"内在小孩"这一话题感兴趣，可以阅读我的另一本书——《看懂自己的脆弱》。

面对负性移情的基本态度

面对负性移情，进行以上两种想象也是咨询师的基本态度，除此之外，我再补充五点。

别慌，温和而坚定地在场

就像无论孩子有多慌乱，妈妈都会温和地陪伴在身旁一样，如果妈妈比孩子还慌张，那孩子就会更加恐惧，甚至压抑自己。比如，孩子只是轻微磕碰了一下，妈妈就格外紧张，孩子本来没事，却被妈妈的情绪吓坏了。

少说话，鼓励来访者多表达

当来访者表达负面情绪、表达对你的不满时，不要打断他、质问他，而是安静地听他说，甚至鼓励他多说，比如"看起来你很生气，觉得我做得不够好，你可以多说一些，把想说的话都说出来"。这样的鼓励很有效，不但表达了允许，还表达了接纳。

在来访者表达结束后进行探索

在来访者表达了各种不满和攻击后，你可以稍微沉默片刻，让来访者与自己的感受待上一会儿，然后进行简单的询问，比如"刚才你表达了对我的不满，现在感觉怎么样"，或者谈谈你自己的感受："你这样说，让我觉得有些委屈，也有点生气，这是你想要的吗？"这就是深入探索，会让来访者在感受到被接纳的同时再次敞开自我，也有利于关系的进一步靠近。

先回答，再询问对方的感受

受传统精神分析的影响，一些咨询师容易对来访者的反应过度解读，不敢直接"接招"，而是一次次把皮球踢给来访者，比如当来访者问"你怎么不说话""是我让你不高兴了吗"时，他们通常的反应都是"你为什么这么问""我不说话你会怎么想""你希望我不高兴吗"——这些回答都是避重就轻的逃避。

你需要直接回答，然后再询问对方的感受，比如，"是的，我是有点生气，对此你怎么想？"这会激发来访者产生一种平等感、被尊重感——自己正在与一个真实的人互动，而非一个高高在上的专家。

必要时，可以请教来访者

当来访者抱怨你，表现出对你的不满时，难道你不想找到让他更舒服的互动方式吗？就像一位妈妈蹲下来问孩子："宝贝，你觉得妈妈怎么做才能让你好受一些？"任何孩子都会被这句话支持到，因为妈妈尊重自己，并愿意为了自己而改变。

咨询师也要如此，你可以去征询来访者的意见，毕竟只有他知道自己渴望被如何对待。关键不在于找到某种正确对待来访者的方式，你这样的态度本身就会让他感受到被理解。

基本上，在第四次、第五次咨询中，你只要注意以上负性移情的处理方式，就不会有太大问题。当然，并不是每个来访者都会出现负性移情，或者表现得那么明显。只要你是个敏锐、细腻的人，总会发现你们之间互动的一些细节，并做出自然的反应。

也许此刻你们已经初步建立了信任关系，接下来，也一定不要忘记初始访谈阶段的种种态度。事实上，这些态度也适用于后期的咨询，只不过你要运用得更加灵活，依据你们的关系以及来访者的人格水平随时进行调整。

下一章，我会给你一些总结和忠告，便于你更好地掌握本书的核心脉络。

第 11 章

关于阅读本书的总结与忠告

在最后，我必须澄清阅读本书的六点建议，这是我时常反思的内容，也是我个人职业生涯的经验，现在把它分享于你。

活学活用

我在本书中所描述的态度和方法，绝不是要你生搬硬套，而是要你根据每个来访者的独特特质，根据你们特定的场域来自然而然地使用。甚至你已经在使用了，只是没有意识到自己在使用，这就是一个优秀咨询师的品质。

如同高手过招，用什么武器并不重要，重要的是那种气场、氛围和功力。功力的提升需要养成良好的习惯，并在实践中不断磨砺。

我建议新手咨询师多使用这些态度和方法，就像新生入学后要先了解学校的基本规则与班级纪律、熟悉周围环境和同学老师，这会为你今后融入群体、建立良好的关系打牢基础。

对于经验丰富的咨询师，我则建议你批判性地来看待我的分享，并结合你自己的实践经验进行修补、删减，从而整合为你本人的风格。

记住，但凡来访者选择与你一起工作，一定有部分原因是被你的独特气质所吸引，你们也一定形成了独属于你们两个人的场域。因此，你要珍爱自己的独特性，不要突然改变，比如，立刻将我所讲的态度应用到当前的个案中，那对方一定会感到奇怪，就像妈妈出差一周回来"变了一个人似的"。你可以慢慢消化我的建议，一边尝试，一边思考和融合，最终将它们变成你自己的。这更有助于你提升自信，让你的咨询生涯少一些挫败。

同样，所谓的初始访谈也不是什么硬性的规定，必须进行五次或六次，有的初始访谈甚至会持续十几次、几十次，有的也许只需要一次。早期负性移情也是如此，或出现在第三次咨询或出现在第十次咨询中，咨询师要把关注点放在应对态度，而非具体出现在哪次咨询上。

本书谈论的内容也绝不仅限于"初始访谈"，大部分态度都适用于所有心理咨询过程。除此之外，网络咨询与地面咨询所需的态度也大同小异。当态度成为你的思维习惯，无论是地面咨询还是网络咨询，你都会轻车熟路。

发展独特的咨询风格

不同的经历和底蕴，造就了每位咨询师独特而有魅力的人格。因此，我的宗旨绝不是传授你技巧和策略，而是促使你进行反思，反思之后的成果就是你的咨询风格。

也许你有过这样的体验，如果你特别认同你的督导师或体验师，那在你与来访者的互动中就会有他们的影子，这些影子不仅是理论、技术、设置，还有语气、表情、姿态等——因为太认同，所以去模仿，有的模仿甚至是潜意识的。理想化一个好的老师是必要的，但只能作为过渡，最终你还是要离开他，成为你自己。

我本人在早期就善于模仿，有时我的表情、语气都很像我的督导师或体验师或某个资深咨询师。不可否认，这给了我方向，也给过我力量，好像有个人一直在陪伴我，慌张时也总有人"兜底"。

与此同时，我也觉察到，老师的态度终究是他的，人格方面的特质无论我模仿得多么惟妙惟肖，最终还是无法领悟其神韵，反倒是做回我自己的时候，很多棘手问题迎刃而解。

慢慢地，我明白，只有遵循所学流派的伦理设置（强烈建议你选择自己最喜欢的流派深入下去，而非各个流派都尝试深入），并在此基础之上用真诚的人格与来访者互动，才能最富有成效。

从我分享的态度中，你可能会发现，我是一个偏感性的、注重"规则被打破之后的态度"的咨询师，这就是我的风格。所谓风格就是你的人格，我就是一个酷爱自由、讨厌捆绑、感性大于理性的人，我的咨询风格同样如此。

一旦形成风格，就会吸引同频之人，他们也许与你相似，也许表面与你相反，但潜意识与你相似。比如对于我来说，现在的来访者画像就十分清晰：30~50 岁之间、偏压抑、偏孤独、外在坚强、自由独立、内在渴望依恋的成年女性。

风格的形成，代表你的职业生涯进入了稳定期。

每对咨访关系都不可复制

每对咨访关系都是独一无二的存在，这也是心理咨询行业的魅力。就像世上不存在完全相同的母婴关系，即便是双胞胎，彼此与母亲形成的场域也不同。

这种独一无二性就要求咨询师的人格必须具备"灵活性"。稳定与灵活并不冲突，前者指的是你的底色，后者指的是跟随来访者、重视他的体验。就像对于母亲，稳定底色指的就是"爱"，灵活指的就是要根据每个孩子不同的性格、年龄、性别、身体状况，以及此刻他的期待与恐惧，来随时调整对待他的态度。这并不容易，但的确是要去精进的方向。

此生，你可能会遇到很多人，但被你称为"来访者"的一定是很特别的一类。他们允许你进入他们的内心深处，并愿意与你在精神层面坦诚以待，这样的关系实属难得。

同时，当来访者因你而改变的时候，你帮助的绝不仅仅是他一个人，还有他的孩子、伴侣、父母，甚至他整个家族的命运。也许你在无形当中就改变了他后代的命运，这是何等的伟大与幸运啊！我们有什么理由不去珍惜与这个人的每一个 50 分钟呢？

关于深度纠缠的能力

本书只是开端，探讨的是最重要的初始阶段，我的个案大都是 2~5

年的长程个案，且都是视频咨询。关于后续的层层深入、纠缠、铺排，我同样也有很多心得。

在长程个案中，咨询师"使用自己的能力"十分重要，你绝做不到只是个旁观者，如果你真的做到了，也就不会有什么长程个案。来访者是不会和一个旁观者深度联结的，他总会逃离。

我把心理咨询定义为"一种特殊的亲密关系"。既然是亲密关系就必然产生依赖、期待，就必然要有分享、分担情感的联结，有了这些联结你就不可能置身事外；你必须勇敢进入关系，只是要牢记设置伦理，但来访者的潜意识却觉得只有不断地突破设置伦理才能与你平等，从而进入你的内在体系，所以"亲密而独立、纠缠又不沦陷"就成了后续咨询最重要的议题。

别把理论简单化，比如"来访者缺少爱，然后在自己这里得到了某种爱，他就会好起来"。这种想法天真得可爱，现实比这要复杂一千倍，你会发现你想要给予他爱的念头是如此脆弱，甚至你都无法靠近他，而且你会发现有大量的爱恨交织的情感充斥在你们之间，你无法做到单一想要怎样。

不管怎么说，好的开始就是成功的一半，把握恰到好处的开端，会夯实你们的远行之路。开始时的良好关系，也会使你们不至于毫无征兆地"断裂"，来访者的情绪也会少了毫无缘由的崩塌。希望有机会，我们继续交流咨询后期的过程。

勿忘初心

从业至今，我一直用弗洛伊德的一句话来不断提醒、鞭策自己，这句话是这样说的："信仰是不容易获得的，很容易获得的信仰不久便会失去其价值……而你一旦拥有了某种信仰，也就同时拥有了用生命捍卫它的权利。"[①]

从业初期，我花了大量金钱参加培训学习，没有任何收入，也没有人找我做咨询。当时，我的助理会把他的朋友叫来让我"练手"，我也会与本地几位同行互相分析、互相解梦，还会在同学聚餐的时候帮他们分析亲子关系。

如今想来，那也不算什么心理咨询，最多算是"野蛮分析"，但却缓解了焦虑。也许你也是如此，如果是这样，不要排斥自己所做的一切，正因为你如此渴望，才会如此"饥不择食"，但千万别把那些练手当作心理咨询。

同行大多如此，从业初期的几年很考验耐性，只出不进、学无所用、充满未知，让心怀热忱的我们沮丧不已。

我不是一个轻言放弃的人，我曾无数次在深夜给自己打气："你要用三年让别人知道在这个地方有个人在做心理咨询，要用五年让别人主动找你做咨询。"我甚至还想："要是一周能有三五个人找我做咨询，那我该是多么幸运呀……"

---

① 这句话出自弗洛伊德的《精神分析引论》。

念念不忘必有回响！结果，不到三年的时间，我的来访者就已排满，最多的时候一周接待了 32 位来访者（后来的经验告诉我，每周最好安排不超过 20 个来访者，这样不那么消耗自我，也能对每个来访者全情投入），当时的我怎么都想不到将来还会拥有自己的咨询团队，预约我的人竟会等待两三年。所以，只要坚守最初的信念，你想要的终会到来。

最初我的想法是如此简单："除了写作，只要有来访者，我就安安静静地做一辈子一对一心理咨询。"我猜这也是很多同行的初衷。

如今的我依旧如此，尽管有些机构找我合作过课程，但我最主要的精力还是放在最初的这两个方向：咨询、写作。

也许，你身边不仅有人在默默咨询，也有人擅长讲课，甚至有人已经开始了商业运作，不再接待来访者，把主要精力放在了培训、卖课、招募学员上，这都是个人的选择。

所谓"初心"要与你的个人气质相吻合，有的人可能更擅长培训，而我是一个不善交际之人，更不会什么商业运营、团队管理。我只喜欢安静与独处，故此，写作与网络咨询很契合我的气质。

"初心"也不仅是你过去的目标，而是你不同阶段内心最真实的声音，是你愿意为此付出一生精力的东西，是你无论艰难与辉煌都不肯舍弃的"匠人精神"。

一个人，专注于一件事，心无旁骛，世界繁华都与他无关，只是醉心于此，多年如一日沉浸其中，反复打磨，悲喜交织，不为任何欲望和诱惑所动——这就是"匠人精神"，也是我最大的心愿。

不忘初心必须懂得舍弃。如今的心理流派、心理领域浩如烟海、鱼龙混杂，但你只需找到最有感觉的那一瓢而饮即可，就能慢慢在岁月的沉淀中回归自我，回归匠人精神。

这其中包含三个部分。第一，你的方式，比如一对一，比如团体、写作、讲课、直播、运营、培训等等；第二，你的细分流派，比如客体关系、游戏治疗、绘画心理、舞动治疗、心灵书写、OH 卡牌投射、家庭治疗等等；第三，你的研究领域，比如青少年心理、孤独症、性心理、强迫症、婚姻关系、孤独感、内在小孩等等。比如我对自己的定位是：客体关系流派，一对一成人咨询与写作，内在小孩，亲密与孤独。

咨询师更要善待自己

心理咨询行业是用情感工作的，而情感是会消耗、枯竭的，所以要善待自己，让自己拥有能补充情感能量的方式和资源——得到理解与支持十分必要。

附录是我在咨询生涯中所写的几篇文章，在我的公众号发布后引发了很多同行的共鸣，如今读来依旧感慨，一并分享给你，希望这几篇文章能让各位同行越来越善待自己。

心理咨询师，该如何平衡工作与家庭

如果你是一名心理咨询师，那你最大的挫败感可能有三个来源：来访者的脱落、机构的不认可、家人的指责。

特别是后者，几乎每个心理从业者都遇到过：

"你还学心理学呢，都不如不学？"

"你对来访者那么包容，就不会对我好一点？"

"你懂那么多方法就不会教教孩子啊？"

"就你这臭脾气，能干好咨询师才怪呢！"

"你连自己都整不好，还好意思安慰别人！"

…………

这些话是不是很耳熟？是不是很刺耳？是不是让你感到很挫败？

就算你从来都没有听到过类似的话，那你有没有对自己说过类似的话呢？

特别是新手同行们，是否觉得自己更应该为家庭矛盾、与家人搞不好关系负责——"我作为专业人士，怎么就解决不了自己家人的问题呢？"甚至，你还对自己的职业生涯产生了怀疑，严重怀疑自己的胜任力，很是沮丧、无奈。

今天，作为一个"过来人"，我会告诉你为何如此，并斩钉截铁地表明态度：

> 你是一个心理从业者，但你更是一个人，当然会生气和难过，这是绝对正常的，并且，这一点都不妨碍你成为一名优秀的心理咨询师！

你之所以有时"温暖"不了家人，并自责，主要有以下原因。

第一，被"职业形象"所困。

每个人都有三重身份。第一个身份是你真实的自己、你这个人本身；第二个身份是你的关系角色：孩子、父母、妻子或丈夫、机构负责人、平台咨询师；第三个身份就是你的职业形象。

每种职业都代表一个角色，这样的角色被社会文化价值观渲染后，会形成某种所谓的职业形象。比如老师，就应该是文质彬彬、知识渊博的，负责传道受业解惑；比如医生，就应该是救死扶伤、医术精湛的白衣天使；比如警察，就应该一身正气、疾恶如仇、勇往直前；等等。并且，人们会把这个形象上升到"职业道德"的高度，因此才有了"师德""医德""警魂"。

一个人一旦被抬上道德高地，就会时刻警惕自己的言行举止，一旦违背，就会面临他人的指责贬低，也会被自己的良心折磨。例如老师一旦打骂学生，医生一旦见死不救，警察一旦胆小怕事，就会被大众舆论、网络暴力压到窒息。

但别忘了，他们首先是一个人，然后才是人民教师、人民医生、人民警察——人最怕的就是被道德绑架。

他们一定会有自己的脆弱与心酸，也会有自己的哀伤与愤怒。职业道德越苛刻，他们的内心就越压抑，就越不能"犯错"，潜意识就越容易出问题。比如在我的咨询生涯中，教师、医生、警察这三个群体的来访者占比就很高。

很多时候，职业道德捆绑了人的本性，心理咨询师同样如此。和蔼可亲、敏锐细致、包容温暖、心思缜密、情感丰富、理解他人、犀利专业、内心强大、乐于助人——这就是心理咨询师的职业形象。

如果你恰好是一个自我要求苛刻的人（多数咨询师还真就是这样的人），那你就会在日常生活中也戴着职业面具。在同学聚会、走亲访友、人际互动等日常交往中，你也会时刻维护自己咨询师的人设，时刻提醒自己"千万别失了身份"。

而自古阴阳与乾坤、光明与黑暗犹如硬币的正反面，一个只展露光明面的人，其黑暗面往往会呈现给家人，因为你们太了解彼此了，或者说你太累了，回到家难免会沉默不语或无端发火。

我劝告那些被职业道德捆绑的同行，你们的职业操守与专业技能，用在咨询设置中就足够了，现实生活中好好做你自己吧。

你也需要宣泄，需要犯错，需要被接纳、被共情，而不是什么都一个人扛着。这不也正是你一直告诉来访者的吗？

第二，助人成瘾，只进不出。

世界上最伟大的事情就是"救赎一个人的灵魂"。而有些灵魂之所以需要被救赎，是因为它们挣扎在罪恶的边缘，其中充满了鲜为人知的秘密、心酸苦难的经历、刻骨铭心的伤疤、难以饶恕的愧疚、混乱本能的关系、自伤自残的行为，以及崩溃失控的情绪……这些都需要找个地方"扔出去"，而心理咨询师正是这个地方。

有人戏称"心理咨询师都有受虐倾向"，我认为也不无道理，我们总是怀揣一颗好奇之心在探索上述苦难，并且一遍又一遍地安抚对方的灵魂，告诉他们："别怕，有我呢。"

受虐的升华就是助人，去涵容那些攻击性的、冲突性的、边缘性的人格。对此，同行们日复一日，乐此不疲。

我有一个问题："如果一个演员，每部戏都是苦情戏，并且一天需要拍摄五六种不同类型的苦情戏，那么这个演员如何才能快乐轻松地生活？"

答案是：第一，少接点苦情戏；第二，寻找其他途径进行自我疗愈。

如今，许多不再为生计发愁的咨询师已经开始了选择：比如专门接待自己擅长的来访者；比如减少个案数量；比如只接待与自己匹配的来访者，或者只接待心灵成长类型的来访者；等等。

但依然有大量同行"助人成瘾"，即使是一些不再为生计发愁的资深咨询师也会如此。

也许你只有身在其中，感受那种"被需要的感觉"，才能拥有更多的价值感吧。甚至在生活中，你也会主动寻找身边需要帮助的人，遇到前来求助的亲朋好友更是不遗余力。

如果你是这样，那我建议你停下来思考一下，毕竟人生是一个多面镜，千万别只通过一个点来寻求需求的满足。

众所周知，咨询师的自我疗愈资源很重要，比如个人督导、个人体验、团体小组、成长沙龙、朋辈督导之类，这些都是业内公认的咨询师自我疗愈的好方法。

可以自我评估一下：你有几个这样的场域？在这些场域中，你的内心得到滋养了吗？如果没有，那你有没有考虑更换或者思考一下"在其中，你的潜意识是否依然在证明什么"。

记住，别心疼钱，别只进不出，你的灵魂也需要被救赎。

另外，我强烈建议两点。

其一，要有心理学之外的圈子，可以尽情哭笑的那种，可以聊职业角色之外话题的那种。这很重要，不仅能拓宽视野，更会让你觉得自己是个"正常人"。

很多新手同行，在很长一个时期都是很孤独的，内心都有种"小清高""小骄傲""小封闭"，对那种杂七杂八的闲谈嗤之以鼻、不屑一顾，只对"深度谈话""敞开心扉"感兴趣。事实上，过几年你就会发现，那种放松的、无主题的闲聊将是多么地难能可贵，无目的的同学聚会就是一个很好的例子。

你总不能一直处在"待机"状态吧，就算知道那些有的没的是什么防御和阻抗，又有什么呢？心理咨询师，在生活中，千万别较真。

其二，要有心理学之外的爱好。看起来，心理咨询师们的爱好都很相似，比如买书听课看电影、撸狗撸猫插插花、打坐品茶练瑜伽，再比如像我这样喜欢写作、独处和旅行。

你有没有发现，这些爱好都偏"静"，再加上咨询和督导，几乎你就是换个环境继续孤独。

但我总觉得少了些什么，少了什么呢？答案是"少了点刺激"。

心理咨询师的心态普遍偏老成、偏稳重，也许一个人装的心事多了就会如此吧。

但，你有多久不泡吧了？有多久不K歌了？有多久没有跟一群人狂欢了？有多久没看演唱会了？

对不起，我能想到的刺激也不多，但我总觉得生活需要撒点盐，需要多维度，需要另一个与安静相反的热闹空间。

第三，家人与来访者的边界模糊。

咨询设置就像两个人的舞台：固定的时段、时长、频率、收费、无生活交集——这些都是搭建舞台所用的工具，就像灯光、音响、服饰、化妆等。只有舞台形成，才会有演员的诞生，才会有动人的双人演出，你们才会与观众（现实生活里的人）分隔在两个世界，咨询才会起效。

然而，如果你把生活当舞台，把家人当来访者，不仅会过度承担对方的情绪，还费力不讨好。

边界一旦混乱，你就会像一个穿越者，身处不同的时空，难免会有各种不适感、挫败感。

所以，家人和亲朋好友若有问题，你爱莫能助，只能像家人和朋友那样去安慰他们，帮他们出主意，而用不上你的任何咨询技能。如果非说能用得上，也只能是用它来反思自己，而非改变家人。

你的内在动力、你的十八般武艺，只能在舞台上发挥作用，因为在那里，你特别"纯粹"，就是一个专业人士。而在生活中，你与他人的关系十分复杂，你绝对做不到不带敌意的拒绝，更做不到不带诱惑的深情，你没法把自身放在那个角色里。这关乎伦理，更是对家人、朋友以及自己的保护。

所以不必过度承担，一旦过度，就会感到挫败；一旦感到挫败，就会破坏关系；一旦关系出现冲突，就会自责不安。

执业越久，我越发现一个真相：每个人都在带着自己的创伤前行，这与任何职业角色都无关，无论是来访者、家人还是自己；而创伤与前行一点都不矛盾。

或者说，即便你与家人仍然存在冲突，也不妨碍你成为一名优秀的咨询师。

人都有自己内化的认知，你无法改变他人，只能减少这些痛苦和矛盾对自己的冲击。

所以，正如家人无法改变你一样，一个好的咨询师，也很可能做不到完全温暖家人、改变家人。

如果家人用你的职业角色攻击你，你要知道，这是他的认知无法平衡之后的投射，你千万不能认同。

对于日常生活与咨询工作，你拎得越清，就越自在。

同样，一个能在生活中活出自我的咨询师，也一定能协助来访者活出自我，因为你俨然有了"经验"。

愿所有同行都能用对待来访者的态度来对待自己。

心理咨询师的挫败与困境

没人能够做到完美，也没人能一直保持胜利与成功的姿态。承认自己的缺点与失败很艰难，特别是心理工作者。

似乎社会赋予了他们坚强和无私的品质，就像看待母亲一样——人们一边赞美母爱，一边将其视为理所当然的存在，以至于母亲稍有闪失，就会受到猛烈的抨击。

同样，如果心理咨询师不承认自己的失败和困境，就一定会投射给来访者，或者用防御进行抵挡，这些防御措施包括但不限于自恋、盲目乐观、偏执、合理化……它们将挫败阻挡在意识之外，不被自我发现，也就无法和体验师谈及，而且很多心理咨询师根本就没有体验师。

那么，这些不好的感受，一定会投射给两个群体：一是来访者，二是家人。

有一次，我在电台做直播，谈论网络游戏话题，说到了我自己的孩子也玩网络游戏。我说对于孩子打游戏，我也很着急，也没有多好的解决办法。我本来是想通过自我暴露来缓解家长的焦虑，让他们知道心理咨询师的孩子也会如此，但主持人却表现得有些惊讶，或许没有其他嘉宾像我这样，在直播中承认自己的无奈。

是的，这需要勇气，没有什么比承认专业不能胜任更让人尴尬的了。就像你是个厨师，向别人袒露有的菜你不会做；你是个交警，承认自己有时也会违反交通规则。

我并不这样认为。在我看来，比承认自己失败更可怕的是隐瞒失败，勇敢的底色就是诚实，没有其他。

简单来说，挫败感就是挫折导致的失败感受，这些挫折可能是外部的，也可能是内部的；如果承受不住，往往会给当事人造成创伤。

那么，我试着谈谈心理咨询师的挫败感都来自哪些方面。

不赚钱和家人的反对

生理需求是人的基本需求，如果衣食住行成了问题，那你一定没法做好心理咨询工作。

来访者的基本需求往往都已得到满足，他们的需求大多集中在价值感、尊严、包容与爱上。与咨询师一样，一个吃不上饭的来访者是不会来做心理咨询的。

你若是还在生存线上挣扎，是没法真正理解他们的。所以，我有以下建议。

- 首先，先去赚钱。这不丢人，你也不用非得通过心理咨询来获得收入。当你觉得自己三年不赚钱，也能有钱参加学习与培训的时候，再来做专职心理咨询师。
- 其次，你可以去相关心理机构打工，不一定非得私人执业；你去那里做文员、销售、会务都可以。这样做有两个好处：一能解决温饱问题，二能蹭不少好课。
- 最后，你的伴侣要有足够的收入，而且支持你，这样你才能安心工作。

所以我不建议学校心理老师、医院精神科医生辞职，尽管你们可能会觉得当下的工作有些压抑，但压抑总强过没饭吃。

我不是打击你，干这个行业的前几年，你是赚不到多少钱的，能维持收支平衡就不错了。当你开始以赚钱为目的，又没钱进行专业投入时，往往就会进入恶性循环。

来访者不找你，你更没有收入，更关键的是，你的自尊会一直遭受打击，除非你有受虐倾向，否则还是考虑下我的建议吧。

　　有一个高中生告诉我，他想兼职做心理咨询师，但又怕影响学习。很显然，这里是有问题的，但也不偶然，很多成年人从事心理工作本身就是为了逃避或隔离什么。比如，有些过度付出或创伤较重的人，会把心理咨询理想化，会简单理解为"帮助别人"，于是会做兼职或全职心理咨询师，各种积极主动、乐于助人。这其实是一种"投射"，在潜意识深处，他是在通过帮助别人来帮助自己，但因为情结并未修通，他想帮的人往往得不到有效的帮助，于是要么逃离要么索求无度，这样一来，心理咨询本身就变成了挫折，对他产生了很大的冲击。

　　关于家人的反对，我不想谈论太多，这对于所有行业都是一样的——家人不赞成甚至反对，你做什么都会有影响。

　　如果家人反对你做心理咨询师，那我想一定是你们没有修通好关系，这个问题不解决，你就不适合从事助人行业。因为你做不到在工作中情感透支以后，回家继续被透支——你会生病的。

　　你需要回到家里被接纳、被爱，至少被理解，至少不能再增加负性体验，这很重要。

来访者的脱落和治疗的失败

　　毫无疑问，这是最让你受挫的原因，没有什么比被来访者否定更令人难受的了。在这一点上，我们其实应该向保险推销员学习。

　　我不想去和你分析原因，这应该是你和督导师讨论的；我只想说，这是必然经历的。

你要承认心理咨询不是万能的，有时你就是没办法，尽管你在来访者身上用尽了情感和技术，但就是没效果——他依然强迫性洗手，依然抑郁，你必须承认，在他身上，你失败了。

但谁没有失败过呢？我不信弗洛伊德和荣格就没有来访者脱落，更不相信罗杰斯会一直温暖。

除了分析原因，你也不要过分自责。人海茫茫，可能你们就是擦肩的缘分，一面之缘也是缘，至少你没有伤害他。当然，若是你突破了设置和人性，那就不只是自责那么简单了。

即使你们一起工作了很多次甚至很多年也没有效果，或者他"抛弃"了你，连招呼都不打就"删除"了你，你也不用担心，就像婚姻一样，多年的夫妻不也可能会离婚吗？

其实，你舍不得的或许并不是来访者这个人，而是你自己的情感投入，以及造成的不对等，这让你对自己产生了疑虑。这不是坏事，如果你这样认为，就去想办法解决，督导、体验、学习都可以。

当然，你也不能把责任都推给来访者，认为都是对方的错。如果你这样认为，那是你的胆怯在作祟，认识到这一点很重要。

还有一种情况是，来访者并没有脱落，一两年之后又回来了。我就遇到过这样的来访者，还不止一个。曾经他们的离去让我一度产生了自我怀疑，但后来他们又回来了，说明并不像我想的那样。

在心理咨询中，你的一句话、一个动作都会有治疗作用。来访者现在不明白，不代表将来不明白，就像年少时某位老师的一句话，支撑你度过了后来的某个艰难时刻。

对过去来访者的内疚感

这一点我就会有。你看，我很愿意承认自己的弱点，当我把它说出来时，我就不会那么内疚了。

这种内疚很容易带来挫败感，随着你的经验不断丰富、人格不断完善，你总会想起一些曾经向你求助的人。你或许会认为没有给予他们足够的共情，或许会认为对他们解释得太多了，抑或觉得对他们太严厉，破坏了设置。

无论是哪种情况，你都觉得自己本可以更好地帮助他们。这里其实有你自己的完美情结——不但要让现在的自己做到最好，也要让将来的自己成为最好，但最可怕的是，你要让过去的自己成为最好，这是不可能的。

谁也没法回到过去，就像你明白来访者也回不去一样。那时他们的父母已经做到了最好——尽管他们之间现在被定义为"不恰当的养育关系"。你和来访者之间也是如此。

所以，过去的不完美也是你的一部分，就像现在的你一样，你要接纳他，否则未来的你也会讨厌现在的自己。

同行之间的误解与贬低

尽管心理咨询师之间会抱团取暖，但不可否认也存在着竞争。这是人的天性，良性竞争会促进行业的发展，但也一定会存在恶性竞争。

在业内，尽管竞争并不明显，但却充满了张力。这很像心理团体——尽管成员并没有撕扯在一起，但内心早已展开了搏斗，充满了紧张感、胶着、嫉妒、控制。

不同流派之间相对还好一些，就像理发的不会嫉妒卖洗发水的；但在同一流派不同领域之间，竞争时有发生。

就像精神科大夫与谈话治疗师，前者信奉药物的主导作用，潜意识里就不认为谈话可以治病，他们习惯了查房和开化验单。

当然，这只是个别现象，大多数精神科医生也在慢慢认同治疗师，也在调整自己。反过来也一样，就像我刚才说的这段话，对精神科医生来说，可能也是一种误会。

诋毁在心理咨询行业会产生很坏的影响，你要知道和你谈话的这个人，很有可能也在你诋毁的同行那里做咨询。

健康自恋是一种好品质，但自恋障碍会让你像井底之蛙一样，只看到巴掌大的领域，很容易掉进轻蔑与诋毁的陷阱。

当你得知自己被贬低后，一定会生气，也会很挫败，但你并不需要反击，你需要化解自己的挫败感，而不是把矛头指向谁。

若你是来访者，听到你的咨询师贬低另一个咨询师，要留意，他正在对你投射——潜意识深处，他在用置换的方式诋毁你；更深处，则是他在贬低自己。

尺有所短，寸有所长。就像现代武侠小说界，若只有金庸，恐怕他很难树立其地位，正是因为还有梁羽生、古龙、温瑞安，才让整个江湖沸腾了起来，心理咨询行业也是一样。

*　*　*

你不需要过度付出。

我几乎每两天就会收到一条陌生信息，内容大同小异：发信人描述很多问题，然后问我怎么办。一开始我还会认真回复，然后对方就会没完没了地问下去，这耗费了我很多精力。

后来我发现这样做毫无意义，因为在不了解他的内心动力、事件背景、关系模式及人格特征时，我所提供的建议和其他人并没有什么区别。对方想要的是专业回复，而我在那种情况下是做不到的。

这让我很为难。不回复吧，显得很不礼貌；一回复就"刹"不住，最后变成了过度付出。

过度付出大多不会有什么效果，甚至会起反作用，可能会导致对方的离开，带着对心理咨询行业的失望，而你却不知道发生了什么。

所以我建议，直接把收费标准发过去，这样会很省心，也不会让自己陷入两难。除非对方有人格障碍，否则都能理解接受。

要学会享受孤独。

这个职业决定了孤独是在所难免的，除了身体上的孤单，还有心灵上的孤寂。如果你不能把控孤独，不能享受孤独，注定会有深深的挫败。

现实就是，你经常要一个人读书、学习、发呆，知心朋友很少，甚至没有。

内心对生存的思索、对生命和死亡的叩问、对人性善变的接纳、对悲伤的内化、对亲密关系的探究，这些都是很孤独的问题。

长久的思索会拓宽你的思想，同时也会让你更加孤单，承受不住这些，那你一定受挫。

若你是个天生喜欢热闹、喜欢社交、喜欢聚会的人，那我想你并不适合从事心理咨询（至少当下是这样），而更适合做外交工作或者经商。

咨询师的挫折体验会涉及很多方面，也有可能是技术层面的，比如投射认同、反移情，但那是另一个范畴，不在本文讨论的范围。

心理咨询师的骄傲与光荣

所有能想象到的环境、人类的悲喜剧、诙谐幽默和严酷阴郁、失败的悲怆，以及对命运难以置信的忍耐力和一些灵魂所获得的成功……我体验过各种各样丰富的生活，这些经历已经成为我的一部分，在只此一次的凡人生活中，我永远不可能体验或理解这些经历，但我的工作却可以让我做到这一点。

艾拉·弗里曼·夏普（Ella Freeman Sharpe）

既然有困境与挫败，就一定要有骄傲才完整。你要接纳缺憾，也一定要认可自己的成就，这是无可厚非的。

只不过很多人在这两点之间经常迷失——隐瞒失败，又不敢拥有喜悦，徘徊在灰色地带。这是你无法认清自己的表现。

接下来，我试着将自己和同行得到满足的欲望呈现出来，毕竟没有能力健康自恋，就不会持续热爱。

世俗的满足

这是看得见摸得着的，也是深层需求得到满足之前，继续走下去的动力。它们实实在在，和其他行业的情况差不多，只不过要在熬过困境之后才能得到。

首先是金钱。赚钱是一种修行，除非你远离红尘——这是极少数人的做法，而且往往并不成功。

作为心理咨询师的你，一定还记得第一个收费的来访者，他与毕业后第一个月的工资带给你的感受相当——一种被认可的价值感油然而生。

之所以说赚钱是修行，是因为过程中包含着你的热爱与付出，以及你对生命的探索与追求。

当越来越多的人找到你，当你达到了收支平衡时，过去几年赚不到钱的无奈一扫而尽，顷刻化作了力量，以往高额的培训费用也正在逐步产生回报，这也是学习带给你的乐趣。

此刻，你对自己有了更客观的认识，也有了更大的动力继续投入，这是件很美妙的事情。

一个人执着地做一件事，无论中间的路有多么曲折，只要不放弃，就一定能成功。

其次是名声。心理咨询师爱护名声就像鸟儿爱护羽毛，沉寂的日子是因为羽翼未丰。正是那样的沉寂不断磨炼着意志，才使你最终可以飞出巢穴，向森林展示你美丽的翅膀。不用矜持，你值得大家的赞美。

当来访者给你介绍其他来访者，当许多人慕名而来，你得到了越来越多的认可与尊重，此刻的荣誉会让你骄傲。但这种骄傲是有着坚实的基础的，并不是自大，因为你时刻记得自己是如何一步一步走过来的。

最后是家人的理解。无论你从事什么样的职业，家人看重的都是你在家庭中的价值，这种价值除了物质，更多的是你的投入度。

心理工作者会在自我成长中找到自己的位置，如此，那他在家庭中的位置也自然找到了；相反，当你看不清自己的位置时，根本谈不上在家庭中有所投入。作为回报，家人也会更理解你，更支持你，从而产生一个良性循环。

助人即助己

在长大成人的过程中，无论是在生理上还是心理上，我们都需要另一个人来照料自己、看见自己。婴儿在恰当的照料中成长，母亲也在照料孩子的过程中得到满足、发现自己的不足，进而修正自己、获得成长。从这个角度看，母婴互为镜子。

咨访关系也是如此。咨询师作为来访者的镜子，帮助他更好地看见自己，更立体地呈现自己；与此同时，咨询师也能够在来访者身上看见不同的自己，然后通过内化、督导获得成长。这能够给双方带来发自内心的快乐，所以，咨访关系尤为重要。

虽然来访者离开会让咨询师产生挫败感，但更多的还是成就感。大部分来访者都会有不同程度的成长。此刻，你的喜悦并不比他少，就像看到孩子终于长大，能够在更大的空间施展才华，作为父母，你既欣慰又光荣。

我有一个儿童来访者，一开始的时候，他完全无视我，只顾自己摆弄玩具。但经过多次咨询，他每次拿玩具都必须拿两个——我一个，他一个，而且不愿跟我分开。

渐渐地，我们成了"患难之交"。再后来，他不但对我如此，对其他人也开始这样，主动和其他孩子交朋友，并很认真地和他们相处，逐渐摆脱了社交困扰。

这带给我的喜悦远远超过了工作本身，我充当了一个很重要的"过渡客体"，我不知道他在以后的人生中还会遇到怎样的挫折，但我想，他心中的那个"我"一定会陪他走很远。

这就是助人给我带来的收益。我为自己于他人而言有重要价值而自豪，相信你也会如此。

越来越多的价值感与创造力

选择了心理咨询行业，就注定要终生学习。人的情感一直在流动，没有任何仪器可以测量它，你只有不断探索人性，才能够应对人性之变。

与书本打交道，与各类课程打交道，会让你产生源源不断的创造力，就像你的梦，总是那么精彩绝伦、风光无限。

尽管表面上，心理咨询师是孤独的，尽管在早期，你需要摆脱孤独带来的寂寥感，但内心却在不断丰富，简单生活背景下隐藏着巨大的精神财富，这种孤独是值得骄傲的。

创造力还源于各种各样的来访者，他们总能带给你不同的惊喜。你不知不觉就内化了很多从书本上永远无法习得的思维创意。

为了方便儿童来访者，我建了一间游戏室，在与孩子们的工作中获得了大量的灵感。

孩子的创造力与生俱来，你永远也不知道他们的小脑袋里装的是怎样的世界，而你很有幸成为他们世界中的一员。

创造力是年轻的表现。你身上有多少孩子气，就有多少创造力，这让我感到很幸福。我深信，在生命面前永远都要有谦卑的态度和孩子般的纯真。

心理咨询师也是为数不多的一个随年龄增长愈发有价值的职业，除非你患了阿尔茨海默病，否则可以一直工作，直到死去。

我见过不少人，在退休后怅然若失，找不到自己的定位，迷失在黄昏之中，那是因为他们丢失了核心价值。

而你则不会，你的价值感只会越来越强烈，阅历对咨询师来说十分重要——你不再是个初出茅庐的毛头小子，而是一位智者。这难道不值得我们骄傲吗？

拓展了生命的宽度

我很喜欢韩国电影《空房间》，男主人公一次又一次进入别人的房间，品尝别人家的美食，看别人的电视，睡在别人床上。这就是他的工作和乐趣。不考虑现实，他此举的象征意义就是体验更多的人生。

就像一句老话："你改变不了命运的长度，但你可以拓展其宽度。"人生的意义就在于在漫长的旅途中体味更加丰富的风景，这样的人生才是精彩的、有价值的。

心理咨询师是少有的能体验到不同人生的职业。当你一次又一次地进入别人的心房，与他一同经历离合悲喜，在某种程度上扮演他生命中的重要角色，你的生命也变得鲜活了起来。

而且和演员不同的是，你经历的都是极其真实的人生，而不是剧本台词，你永远也不知道下一个故事会是什么，也无法预料自己将扮演什么角色，而这，就是你的工作。

心理咨询的过程其实就是两个人一起探索生命真相的过程，这份工作之所以值得骄傲，就是因为必须真诚。

南希博士说过："作为一名咨询师，最根本的满足感就在于有机会依靠诚实、好奇，以及受他人之托努力去做正确的事情来谋生。"

这有别于大多数职业。我见过很多职业，尽管能让人挣到很多钱，或者拥有很大的权力，但当事人并不快乐。他们不得不用外在手段获得成就感，比如购买名车豪宅、请客送礼，以及付出更多的代价和自由。

这本质上与无法完全跟随内心有关，工作性质和人际关系让他们无法做到完全忠诚，而心理咨询的性质决定了咨询师不仅要完全忠诚于内心，还要让来访者摆脱种种束缚，忠于真实。

这是一种朴实无华的、纯粹的、不加掩饰的体验，所有"不得不"的东西都需要被剔除掉，回归生命的本质。在我看来，这不仅仅是骄傲的资本，更是无上的光荣。

正如我的一位来访者所说的："我从来都不相信真实，直到遇见了你。"或许是因为现实中经历了太多的谎言与背叛，所以真实与真诚才显得尤为可爱，尽管在可爱之初，仍心存怀疑。

自由

人似乎总是在为追求自由而活，真正的自由不是想去哪儿就去哪儿，而是内心的无上充盈——尽管人在这里，但心可以去往任何想去的地方，没有任何不舒服，有的只是从容。

在获得自由以前，你需要忍受孤独。我们的工作要"使用自己"，也就终生在为自由而努力。这种努力之中包含着真挚、纯粹、诚实、责任以及使命感。

其实，值得骄傲的事还有很多很多，写出来的、说出来的永远都不是最原始的感受。那么，用心去经历吧，敞开怀抱，迎接自由的灵魂。

心理咨询师要学会自我照顾

对于治疗师来说，能够找到为自己而生活的领域是很重要的，在这些领域中，需要他们自我表达，而不是自我克制。

安东尼（Anthony）

当治疗师们留意到自己合理的个人需求时，他们才能更有效地工作。

南希·麦克威廉斯

在我写下这个题目时，脑海中浮现出了一幅母亲和婴儿互动的画面。在生命最初的日子里，母亲几乎是本能地照料着婴儿，而忽略了自己的很多需求——放下了必需的工作，牺牲了更多的睡眠，失去了个人的爱好。这或许是许多母亲共同的感受。

这很像心理咨询师与来访者之间的关系。大多数同行或多或少都有"助人情结"，再加上各种培训传递给我们的理念，让心理咨询师把最深层的情感留给了来访者。

至今，我仍清晰地记得我的第一个来访者。那时我还在实习，接待了一名抑郁的中年男子，对，我的咨询首秀真的是很有挑战。

当我听完他的悲惨往事以及当下遭受的精神折磨，我连着两顿饭都没有吃好，就好像他的抑郁传给了我，使我忽略了进食的本能，情绪陷入了低谷。

尽管他已经离开了咨询室，但我的心情却没有好起来。之后的几天，我也一直莫名地伤感，直到在一次小组沙龙中说出这种感觉。任何事情第一次发生总是会令人印象深刻，以至于到现在我都能想起那张悲伤的脸。

母婴关系也是如此。产后抑郁一个很重要的原因就是母亲为孩子耗尽了自己的能量，对外却没有一个允许释放压力、补充能量的环境。

现在我们都知道，母亲只有处理好自己的情绪，才能更有效地照顾孩子。咨询师也是如此，需要认清自己的需求，进行自我照料和关怀，才能更好地服务来访者，但这一点却往往被无意识地忽略。

接下来，我想谈谈心理咨询师都会在哪些方面有损耗，以及怎么才能补充能量，继续投身助人的工作中。

首先，咨询师会损耗工作之外的时间和睡眠。

心理咨询的收费必须要考虑咨询师在咨询室之外的工作时间。做咨询记录、反思和消化、准备和结束，都会占用大量时间，而这些时间还仅仅是我们能意识到的。

还有一部分是潜意识层面的消耗。比如心理咨询要想取得好的效果，心理咨询师一定会和来访者有很深的情感卷入，这一点几乎是不可避免的。

很多心理咨询的专业书籍上都有这样的观点：当你发现在咨询以外的时间经常会想起来访者，就要考虑自己的反移情是否超出了设置。我只能说，我部分赞同这句话——有谁能够完全做到在 50 分钟之外不会想起来访者呢？这本身就是不合常理的。

既要让一个人在特定时间内全身心投入到另一个人身上，又要让他在其他时间当作没有这个人，这是违反人性的。就像要求老师离开教室就不再想起学生、医生离开诊所就把病人忘记，这都是不可能的，因为这并不受意识控制。甚至在一些特殊情况下，咨询师还会牺牲更多的时间。我接触过一个有严重自杀倾向的来访者，她对我抱有强烈的理想化期待，希望能够随时联系我。在咨询初期，我答应了她，尽管这突破了设置，尽管会让我失去更多的时间，但为了她的安全，我认为有必要这样做。

通常，和儿童的工作都是在周末，因此我的周末经常被安排得满满的，再有需求的话就只能安排在晚上。这主要是出于对对方时间的考虑，而这也损耗了我周末和晚上的时间。

至于平时接收和回复短信、接打电话等也会占用时间。当你正在和家人共享晚餐时，频频收到来访者的短信和电话，你接或不接都会消耗能量，你没法不在脑海中进行思考和选择。

所以，设置的提前安排和告知都十分必要。不过即使已说得很清楚，我也不会完完全全地"照章办事"，因为依赖是人的本能，我理解这一点，也会思索这一点。

那些全身心投入工作的咨询师，大多很难保证睡眠质量，思考问题已变成他们的习惯。许多同行都有睡眠障碍，就像你反复思索一件事就会入梦一样，工作年头越长，来访者和咨询事件就越容易入梦。

另外，有资料显示，心理咨询师的颈椎、腰椎患病率仅次于货车司机。长久坐在椅子上工作，肯定会影响健康，更不用说咨询师还要大量看书学习、写东西了。

我在这方面还好，除了成人咨询室，我还有一间游戏室，是专门和孩子工作的场所。我会跟孩子一起趴在地板上，也会和他们一起爬，一起进行各种活动，毕竟没有一个孩子喜欢你一本正经地坐在那里说话，这是他们的天性。

对于心理咨询师而言，比时间、健康损耗更严重的是情感的损耗，这真的需要从事这个职业的我们好好思考。

咨询师面临的情感损耗很大，而且又很难及时"补充"，或许这也是唯一的一种职业——不能把工作中的种种向家人诉说。

也正是因为这一点给家人们造成了误解，导致他们时常觉得"谈话而已，为什么会那么累？"。

当心理咨询师的情感耗尽的时候，回到家里几乎没法再付出更多的情感，特别是当家里有孩子需要陪伴和照料时，情况会更加艰难。

情感过度透支肯定会影响家庭关系。很多人都会把心理咨询师理想化为完美的妈妈和妻子，其实，她们在家就只是妈妈和妻子，并不完美。

这同时也会造成咨询师的愧疚。我的一个来访者也是咨询师，她无奈地说，丈夫不明白在别人心中温暖的她，回家为何总发牢骚，对孩子也没有耐心。这让她很内疚，从而影响了咨询工作。这种内疚感源自她对自己的不接纳，完美从来都是相对的，而不是绝对的。

所以，我想说，不要内疚，你要知道文学博士的孩子语文考试也可能不及格，况且，你也做不到对家人采用任何心理咨询的方式方法。

允许自己犯错，是照顾自己的第一步。

还有一种损耗往往不被看到，就是心理咨询师需要面对大量的分离焦虑——你和来访者建立了强烈的依恋关系，但最终却不得不分别。

尽管你知道这意味着来访者的成长，你也为他的成长感到自豪，还会在结束阶段处理他对你的依恋，把他推开，让他走向独立，但是没人会在意你也在承受分离之痛，而且是反复承受。那种感觉很像孩子第一次上幼儿园，或者去另一个城市求学时父母的感受；也很像女儿出嫁，作为父母的你一定百感交集，那种心情很复杂，也很微妙。

不同的是，和孩子总会再见面，而来访者很有可能就此消失在茫茫人海。

曾经有一个九岁的女孩，因为恐惧社交和黑暗找到我，我们一起工作了将近一年的时间，她的恐惧全部消失。所以，最后一个月我基本就是在处理与她的分离。我们玩得最多的游戏是一起摆沙盘，至今我仍清晰记得最后的那次沙盘：

　　绿树成荫的小河旁，一个小女孩背着书包站在桥上，正准备前往不远处的学校，那里有四五个小朋友在等着她，而桥的另一头，有一匹白马立在那里。

我知道她现在拥有了力量，也知道那匹马就是我的意象，因为在我们的沙盘活动中，我最常摆的物件就是白马。

后来我们再也没见过面，有段时间我总会想起她。我想她一定很独立地走在自己的人生道路上，而我还在怅然若失。这个过程持续了好一阵子。

还有一种分离几乎能成为心理咨询师的创伤，就是来访者自杀或去世。即便这与你没有关系，丧失体验也一定会严重冲击着你；而如果来访者是在咨询期间去世的，可能还会让你对自己的职业产生怀疑，甚至会影响你的价值观。

所有的依恋都是相互的，单方面的付出总不会长久，分离是两个人的事情，不会只有一个人独自承受。当然，你可以在体验师那里处理这个问题，但不会那么及时和完整，而没有体验师的同行们，往往选择了压抑。

那么，还有什么方法可以让心理咨询师照顾自己呢？

合理安排时间、调整睡眠、锻炼身体之类的话，我就不再多说了，关注健康并不仅仅是咨询师这个群体要做的事，而是全人类共同的课题。相比之下，情感的宣泄、压抑的松动、负面情绪的释放才是我们需要认真对待的。

尽管很多咨询师都拥有自己的体验师和督导师，但这并不够。就像来访者也仅仅拥有我们短暂的 50 分钟一样。尽管体验和督导过程产生的价值可能会融入内在体系，但我们依然需要其他方式来处理情感。

打个比方就是，你除了上课听讲，还要回家复习与思考，成绩优秀的学生不能只依赖课堂的 45 分钟。

在我看来，爱好是一个很有效的途径。在爱好里，你不用担心犯错，不用担心侵犯他人，会更加放松和投入，这些都是很好的体验。

有的同行喜欢跑步，有的喜欢旅行，有的喜欢骑车，有的喜欢逛街，而我则喜欢看电影和写作。

过去我特别喜欢追剧，一部电视剧必须连着一口气看完，现在我更喜欢看电影，而且最好是在电影院。我觉得坐在电影院的椅子上，就像躺在温暖的沙滩上一样舒适和放松。

我还喜欢写作，从小就喜欢。还记得小时候，我的零花钱从来不买零食，而是买各种作文选和小人书……呃，一不小心暴露了年龄，那就再暴露一点——是写作疗愈了我。

学生年代，我一直坚持写日记，所有的悲伤、烦恼都会写下来。当我和这些文字在一起的时候，我感到很踏实。

如今依然如此，在我难过的时候，在我抑郁和孤独的时候，都是写作陪我度过。我曾一口气写下好几万字，尽管我也不知道自己究竟都写了些什么，但毋庸置疑的是，我的抑郁情绪消失了。这些文字后来成了我另一本书——《心灵书写：让写作通往疗愈》诞生的灵感。

我很喜欢一位精神分析作家写的一句话：

在写作中发出的声音从一个孤立的人内心深处传递到另一个孤立的人内心；精神分析是一种写作疗法，而不仅仅是一种谈话疗法；写作有助于将多次治疗的体验组织起来，也有助于探索以及创造这一体验。

同样地，还有很多同行喜欢讲课，喜欢舞动，喜欢冥想，喜欢音乐……他们对这些方面的热爱一点都不亚于我对写作的热爱。

按照弗洛伊德的说法，这些都属于防御机制中的"升华"。在这些爱好里，作为心理咨询师的我们处理了大量的负性体验，也给内心补充了能量。

还有更多的人选择了一起面对，他们组织成长小组、各种沙龙、学习聚会、读书会、工作坊等等，这些除了能够提供看得见的理论和技术的学习，更多的还有看不见的情感依附。

抵御孤独最直接的方式就是一群人共同面对，至于在一起做什么并不是那么重要，重要的是他们是一群相似的人，并且选择了在一起。

很多看似学不到什么东西的团体之所以会一直进行下去，我想，肯定有一个原因是参加的人在其中摆脱了孤单，而这，就足够了。

以上就是我所能想到的。从事心理咨询的人往往是内心丰富、喜欢安静的人，但别忘了在孤独的时候，好好照顾自己。

如果有同行看到了这篇文章，希望能给你带去一点点温暖。